Anaesthesiology and Resuscitation
Anaesthesiologie und Wiederbelebung
Anesthésiologie et Réanimation

7

Editores
Prof. Dr. R. Frey, Mainz · Dr. F. Kern, St. Gallen
Prof. Dr. O. Mayrhofer, Wien

Grundlagen und Ergebnisse der Venendruckmessung zur Prüfung des zirkulierenden Blutvolumens

von V. Feurstein

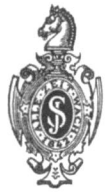

Springer-Verlag Berlin Heidelberg GmbH 1965

*Aus dem Institut für Allgemeine und Experimentelle Pathologie
der Universität Innsbruck
(Vorstand: Prof. Dr. Dr. Th. Wense)
und der
Abteilung für Anaesthesiologie der Landeskrankenanstalten Salzburg
(Vorstand: Prim. Dr. V. Feurstein)*

ISBN 978-3-662-23616-1   ISBN 978-3-662-25695-4 (eBook)
DOI 10.1007/978-3-662-25695-4

Alle Rechte, insbesondere das der Übersetzung in fremde Sprachen, vorbehalten. Ohne ausdrückliche Genehmigung des Verlages ist es auch nicht gestattet, dieses Buch oder Teile daraus auf photomechanischem Wege (Photokopie, Mikrokopie) zu vervielfältigen. © by Springer-Verlag Berlin Heidelberg 1965 Library of Congress Catalog Card Number 65-26081.
Ursprünglich erschienen bei Springer-Verlag Berlin Heidelberg New York 1965.

Die Wiedergabe von Gebrauchsnamen, Handelsnamen, Warenbezeichnungen usw. in diesem Werk berechtigt auch ohne besondere Kennzeichnung nicht zu der Annahme, daß solche Namen im Sinn der Warenzeichen- und Markenschutz-Gesetzgebung als frei zu betrachten wären und daher von jedermann benutzt werden dürften

Titel Nr. 7442

Inhaltsverzeichnis

Einleitung VII
Geschichte der Venendruckmessung 1
Die funktionelle Bedeutung des Venendruckes 3
Die Methoden der Venendruckmessung 7
   1. Infusions-Tonometrie des Venendruckes 9
   2. Manometrie des Venendruckes 10
Ergebnisse der Venendruckmessung 13
Kasuistik 16
   1. Die Venendruckmessung bei der Schockbehandlung 16
   2. Die Venendruckmessung als Hilfsmittel der intraoperativen Kreislaufkontrolle 20
   3. Die Venendruckmessung zur Kontrolle der parenteralen Ernährungstherapie 26
   4. Die Venendruckmessung als Hilfsmittel zur Diagnose okkulter Blutungen 28
Diskussion und Zusammenfassung 29
Schlußwort 32
Literatur 35

Einleitung

Die Möglichkeiten der klinischen Kreislaufüberwachung sind insofern begrenzt, als ihr nur wenige einfache Untersuchungsverfahren zur Verfügung stehen. Die rasche und wiederholte Prüfung der Kreislauffunktion erschöpft sich, mit Ausnahme vorwiegend experimenteller Methoden, in der üblichen Messung arterieller Blutdruckwerte, in der Bestimmung von Pulsfrequenz und Pulsqualität, in der Beurteilung der Kapillarfüllungszeit, sowie in der physikalischen Untersuchung des Herzens. Als Parameter für die Kreislaufleistung kann schließlich noch die stündliche Messung der Harnausscheidung herangezogen werden. Lassen sich auch aus Druck und Amplitudengröße, aus Herzaktion und Kapillardurchblutung zahlreiche diagnostische Schlüsse ziehen, so ermöglichte doch bisher kein einfaches und jederzeit anwendbares Untersuchungsverfahren die Beurteilung des zirkulierenden bzw. „aktiven Blutvolumens" (WOLLHEIM, 1957).

So selbstverständlich es auch erscheinen mag, daß die dem Gefäßsystem zur Verfügung stehende Blutmenge Grundbedingung einer anpassungsfähigen Kreislaufleistung ist, so wenig scheint diese Tatsache größere Beachtung zu finden. Natürlich liegen dem Fachgebiet der Inneren Medizin Leistung und Anpassungsfähigkeit von Herz und Gefäßen näher als die Beurteilung des Blutvolumens. Der operative Zweig der Heilkunde aber wird vorwiegend mit Änderungen der Blutmenge konfrontiert, die in seinem Bereich zweifellos eine häufige Ursache von Kreislaufstörungen sind. Konservative und operative Medizin sehen somit ihre drängenden Kreislaufprobleme aus Richtungen, die diametran erscheinen, letztlich aber zusammengehören. Möglicherweise tragen gerade diese gegensätzlichen Aspekte zu vielen Mißverständnissen bei.

So soll dieser Beitrag nicht allein ein Versuch sein, die klinischen Beziehungen des Venendruckes zum zirkulierenden Blutvolumen aufzuzeigen und praktisch nutzbar zu machen, er soll darüber hinaus eine Brücke der Verständigung in der Betrachtung aktueller Kreislauffragen schlagen.

Wenn wir nun eine Möglichkeit beschreiben, wie einfache Wege zur Verwirklichung einer „funktionellen Blutvolumendiagnostik" beschritten werden können, so heißt das nicht, daß wir zugleich auch gänzlich neue Wege gehen.

Wir können vielmehr zeigen, daß mit bekannten, aber nicht ausreichend genutzten Untersuchungsverfahren, unter den Fragestellungen der Gegenwart, wertvolle Erkenntnisse zu gewinnen sind. JARISCH (1946) meinte einmal im Hinblick auf seine ergebnisreichen Arbeiten über Kreislaufreflexe, daß in manchen Publikationen der Jahrhundertwende bereits die Lösungen aktueller Probleme der Gegenwart beschlossen lägen. Sie paßten offenbar noch nicht in das Gefüge des medizinischen Weltbildes dieser Zeit und mußten somit ungenutzt bleiben. Dies trifft in mancher Hinsicht auch für die Venendruckmessung zu, die schon 1902 ihre Anfänge hatte. Unter den neuzeitlichen Gesichtspunkten der Kreislaufstützung durch Blut, Plasma und Plasmaexpander, sowie im Hinblick auf die fortschreitende Realisierung einer adäquaten parenteralen Ernährung durch intravenöse Gabe von Kohlehydraten, Eiweißkörpern und Fettemulsionen, gewinnt die Kontrolle über das Blutvolumen wachsend an Bedeutung. Hier vermag nun der Venendruck entscheidende Hinweise zu geben und das therapeutische Handeln mitzubestimmen.

Geschichte der Venendruckmessung

1902 veröffentlichte FREY erstmals Untersuchungsergebnisse über Venendruckmessungen am Menschen. Sie standen im Zusammenhang mit der Behandlung von Kreislaufstörungen. FREY glaubte mit dem Venendruck einen Maßstab für die Saugleistung des Herzens zu haben, wie er den arteriellen Druck für ein Parameter jener Kraft hielt, mit der das Blut in die Gefäße getrieben wird. Aus „Propulsiv- und Aspirationskraft des Herzens" entwickelte er sein therapeutisches Konzept. 1904 beschrieb v. BASCH in der Wiener medizinischen Presse einen Apparat zum Messen des Venendruckes. Beide Untersucher bedienten sich, wie später auch v. RECKLINGHAUSEN (1906), unblutiger, indirekter Meßmethoden. Das Prinzip der indirekten Messung bestand darin, mittels dosierbarer Druckpelotten eine in Frage stehende Vene gerade so zu komprimieren, daß es in ihr zur Blutstromunterbrechung kam. Der dazu notwendige Kompressionsdruck, in Gramm, Millimeter Hg, oder Zentimeter H_2O ausgedrückt, mußte dem lokalen Venendruck entsprechen.

Eine Methode zur direkten, blutigen Bestimmung des Venendruckes beschrieben erstmals MORITZ und v. TABORA (1910). Sie hat sich in ihren Grundlagen bis heute bewährt und wird später zu besprechen sein. Nahezu alle nachfolgenden Bestimmungsverfahren sind letztlich Modifikationen dieser Meßanordnung. MORITZ und v. TABORA setzten den Venendruck in Beziehung zu den Druckverhältnissen des Herzens, des Lungenkreislaufs und der Aorta. Sie meinten, daß der venendrucksenkende Effekt eines unblutigen Aderlasses allein auf die Verbesserung der Herzleistung zurückzuführen sei und mit einer vermehrten „Ausschöpfung" des Venensystems im Zusammenhang stünde.

Zahlreiche Veröffentlichungen beschäftigten sich in der Folgezeit mit diesen Fragen. Sie wurden in der Tabelle I mit Angabe der Meßtechnik und der Ergebnisse des Normaldruckes zusammengestellt.

Die Mehrzahl der Untersucher, wie FREY (1902), v. TABORA (1910), SCHOTT (1912), CLARK (1915), MOOG und EHRMANN (1920), FUCHS (1921), KROETZ (1922), HARRIS (1928), HERBST (1933), BUDELMANN (1934), TETELBAUM u. Mitarb. (1936), WOOD (1936), CANDEL und RABINOWITZ (1937) sowie BERGER (1937), beschäftigten sich mit den bereits erwähnten Beziehungen des Venendruckes zu Herz- und Kreislauferkrankungen. Sie beschrieben definierte Drucksteigerungen im

Zustand der latenten oder manifesten kardialen Insuffizienz. Ein hoher Venendruck wurde als Frühsymptom der Kreislaufschwäche gewertet, die Rückkehr zur Norm als erstes Anzeichen der Rekompensation. Ebenso wurden Drucksteigerungen bei Hypertonikern gemessen, während funktionell vasomotorisch Erkrankte durchwegs niedere Venendruckwerte aufwiesen. Neuerdings haben ZÖLLNER und KÖNIG (1958) Belastungsvenendruck-Untersuchungen durchgeführt, um die Glykosidwirkung auch von dieser Seite her zu erfassen.

Andere Autoren befaßten sich mit Messungen des Venendruckes bei Erkrankungen der Atmungsorgane. So untersuchten KASTLIN und MACLACHLAN (1931) sein Verhalten bei der Pneumonie, OVERHOLT und PILCHER (1935) studierten seine Änderungen nach mehr oder weniger ausgedehnten thorakoplastischen Eingriffen, HURST und BRAND (1937) suchten Beziehungen zur Lungentuberkulose. KROETZ (1922) sowie BRANDT (1931) fanden den Druck beim Emphysematiker erniedrigt, während HERBST (1933) eher normale oder mäßig erhöhte Befunde erheben konnte.

Eine dritte Gruppe bearbeitete neben klinischen auch meßtechnische Fragen, wie FRANK und REH (1912), YOUNG (1923), TAYLOR u. Mitarb. (1930), POGANY (1931), GRIFFITH u. Mitarb. (1934), LYONS u. Mitarb. (1938), COHEN (1936), CHOPIN und CORNU (1963), oder berichtete aus der Sicht anderer spezieller Fachgebiete. So prüfte MARRIS (1918) die Druckänderungen während fieberhafter Erkrankungen, RUNGE (1924) beschäftigte sich mit Venendruckmessungen bei Schwangerschaft, Geburt und Wochenbett, GÖNCZY u. Mitarb. (1930) beschrieben Tagesdruckschwankungen bei klimakterischen Frauen. KRINSKY und GOTTLIEB (1936) nahmen Vergleichsuntersuchungen an Schizophrenen und Gesunden vor, ROSENOW (1920) prüfte die Wirkung zahlreicher Pharmaka.

Obwohl schon MORITZ und v. TABORA (1910), ROSENOW (1920) sowie FUCHS (1921) die Gefäßfüllungsverhältnisse beachteten und ARNOLDI (1920) die Möglichkeit eines Zusammenhanges zwischen Venendruck und Blutvolumen erwähnte, war es doch BRANDT (1931) vorbehalten, die Abhängigkeit des Venendruckes von der zirkulierenden Blutmenge nachweisen zu können. An Hand von 1500 Druckmessungen konnte er dabei die Befunde von WOLLHEIM (1927) bestätigen, wonach die Digitalistherapie das zirkulierende Blutvolumen vermindert. Die Venendrucksenkung bei kardialer Rekompensation konnte somit nicht allein eine Frage der Beseitigung von Stauungserscheinungen sein, sondern mußte mindestens ebenso mit der verkleinerten Blutmenge im Zusammenhang stehen. Damit hatte schon BRANDT (1931) die erst viel später widerlegte „Damm-im-Strom"-Hypothese WENKEBACHs (1942) zur Erklärung der venösen Drucksteigerung bei chronischer Herzinsuffizienz in Frage gestellt. Er war zweifellos der richtigen Meinung „Gesichtspunkte eröffnet zu haben, die es erlauben, dem Venendruck eine weit größere Bedeutung beizumessen, als es bisher geschehen ist".

Während GIBSON und EVANS (1937) auf Grund von Untersuchungen an 90 gesunden Personen eine direkte Druck-Volumenbeziehung bestätigten, beschrieben ANDERSON und LUNDY (1947) gleichsinnige Venendruckänderungen bei Blutentnahme und Bluttransfusion. PIERCE u. Mitarb. sowie FRANCHEBOIS (1955) prüften den Venendruck während chirurgischer Operationen.

Ein modernes Konzept der funktionellen Bedeutung des Venendruckes im Rahmen der Homöostase des extraarteriellen Kreislaufs wurde 1956 von GAUER und HENRY entwickelt und experimentell unterbaut. Es wird eingehend zu besprechen sein.

SELLICK (1962) wies auf die Zweckmäßigkeit der kontinuierlichen Venendruckkontrolle bei der extracorporalen Zirkulation hin. FEURSTEIN (1962) sowie DU CAILAR u. Mitarb. (1963) nutzten den Venendruck erstmals zur Prüfung des Blutvolumens während der Reanimation. Auch SYKES (1963) fand in dieser diagnostischen Hilfe eine brauchbare Methode zur Bestimmung des adäquaten Blutersatzes. Schließlich haben wir erst kürzlich die Anwendung der Venendruckmessung zur Diagnostik akuter innerer Blutungen beschreiben können (FEURSTEIN, 1964).

Obwohl die enge Beziehung zwischen Venendruck und zirkulierender Blutmenge seit über 30 Jahren bekannt war, ist ihre praktische Nutzung bisher nur unzureichend verfolgt worden. Es erschien daher lohnenswert, unsere gesamten Erfahrungen auf diesem Gebiet mitzuteilen, weil sie nicht nur Anregungen übermitteln können, sondern, wie wir hoffen, auch neue Ausblicke eröffnen werden.

Die funktionelle Bedeutung des Venendruckes

Um die Bedeutung des Venendruckes funktionsgerecht beurteilen zu können, ist es notwendig, die hämostatischen Gegebenheiten der in Frage stehenden Gefäßabschnitte zu besprechen und im Hinblick auf das Blutvolumen abzuklären. Den wichtigsten Beitrag zur extraarteriellen Kreislaufmechanik haben die Arbeiten von HENRY, GAUER und SIEKER (1956) gebracht.

Die bekannte, vom rein anatomischen Standpunkt getroffene Einteilung der Blutstrombahn in den großen und kleinen Kreislauf wird der funktionellen Bedeutung der einzelnen Gefäßbezirke nicht gerecht (GAUER und HENRY, 1956). Überprüft man die Blutmengenverteilung auf die verschiedenen Kreislaufabschnitte, so kommt man zu dem vorerst überraschenden Ergebnis, daß im arteriellen System nur 15% des Gesamtblutvolumens enthalten sind, während der überwiegend größere Teil der Blutmenge vom extraarteriellen Strombahnschenkel (Venensystem und Pulmonalkreislauf) erfaßt wird (BAZETT, 1949). Ursache dieser ungleichen Blutverteilung ist der unterschiedliche Dehnungswiderstand (Volumenelastizität) des arteriellen bzw. extraarteriellen Gefäßgebietes. Untersuchungen von WEZLER und BÖGER (1939) sowie GAUER und HENRY (1956) haben ergeben, daß der Dehnungswiderstand des arteriellen Strombahnabschnittes zweihundertmal größer ist als der des Gesamtkreislaufs. Hieraus erklärt sich einerseits die geringe Volumenkapazität des arteriellen Gefäßsystems, andererseits aber auch die Notwendigkeit, in seinem Bereich einen entsprechend hohen Blutdruck aufrechtzuerhalten. Wird das Gesamtblutvolumen durch Bluttransfusionen um 1000 ml erhöht, so vermag davon das arterielle System nur 5 ml ($1/200$), aufzunehmen, während der weitaus größte Anteil der Blutmenge die übrigen Kreislaufabschnitte, insbesondere das intrathorakale Gefäßnetz auffüllt. Dieses dient dabei als außerordentlich wirksames Druckausgleichsgefäß (SJÖSTRAND, 1952), das größere Blutmengenverschiebungen ohne Störung der arteriellen Blutversorgung bewältigen kann. Unterteilt man nun die Blutstrombahn nach dem Gesichtspunkt des Dehnungswiderstandes der Gefäße, so wäre der Abschnitt vom linken Ventrikel bis in den Bereich der Metarteriolen als Hochdruckstrombahn-System zu bezeichnen, während der Abschnitt vom Capillarsystem bis in den linken Ventrikel als Niederdruckstrombahn-System — low pressure system (HENRY, 1955) — zusammengefaßt werden könnte. Die linke Kammer selbst ist das Bindeglied beider Systeme, indem sie in der systolischen Phase dem Hochdruck-, in der Diastole jedoch dem Niederdruckteil angehört (GAUER 1957). An Hand synchroner Messungen des zentralen Venendruckes, des Druckes in der A. pulmonalis und des enddiastolischen linken Vorhofdruckes am oberflächlich betäubten Hund, haben HENRY u. Mitarb. (1956) zeigen können, daß Venensystem und Pulmonalkreislauf tatsächlich eine funktionelle Einheit darstellen. Das rechte Herz errichtet dieser Einheit keine Grenze, sondern erzeugt lediglich eine konstante Druckstufe, die sich auf den zentralen Venendruck aufsetzt und ihn gleichsam auf einer höheren Ebene reproduziert. Änderungen des zentralen Venendruckes wirken sich somit diesseits und jenseits des rechten Herzens in gleicher Richtung und annähernd gleicher Größe aus. Ähnliche, jedoch weniger vollständige Untersuchungsergebnisse am Menschen waren schon aus den Arbeiten von WARREN u. Mitarb. (1945), BRANNON u. Mitarb. (1946) sowie DOYLE u. Mitarb. (1951) bekannt.

Die Druck- bzw. Elastizitätsbedingungen sind aber nicht das einzige Kriterium, das Hoch- und Niederdruck-System in funktioneller Weise scheidet. Untersucht man nämlich, wie diese Gefäßabschnitte auf Änderungen des Blutvolumens reagieren, dann findet man auch hier grundsätzliche Unterschiede. Blutentnahmen oder Blutgaben, soweit sie sich in toleranten Grenzen halten, haben auf die Druckverhältnisse des arteriellen Gefäßschenkels keinen Einfluß oder werden reflektorisch beantwortet. So kann nach Blutverlusten nicht selten ein erhöhter (HOWARD, 1954), nach Bluttransfusionen sogar ein erniedrigter arterieller Mitteldruck gefunden werden. Im Bereich des Niederdruck-Systems führen sowohl Blutverluste als auch Bluttransfusionen unmittelbar zu gleichsinnigen Änderungen des Venendruckes, und zwar in der Weise, daß zwischen Volumenänderung und Druckänderung ein lineares Verhältnis besteht.

Der zentrale Venendruck darf somit als Volumenexponent des Niederdruck-Systems aufgefaßt werden. Praktisch gesehen ist er damit für die gesamte zirkulierende Blutmenge repräsentativ.

Die unmittelbare Abhängigkeit des Venendruckes vom Füllungszustand des Gefäßsystems läßt die Venendruckmessung zum Gradmesser für das Ausmaß von Blutverlusten und die Größe notwendigen Blutersatzes werden.

Auf Grund der Linearität dieser Beziehung konnten GAUER und HENRY (1956) für definierte Änderungen des Venendruckes quantitative Änderungen des Blutvolumens angeben. Die Änderung des Venendruckes um 7 cm H_2O entspricht demnach einer gleichsinnigen Volumenänderung von 1000 ml Blut. Schon ANDERSON und LUNDY (1947) hatten nach Blutentnahmen von 500 ml festgestellt, daß der Venendruck im Durchschnitt um 3,5 cm H_2O abfiel und nach Retransfusion um den gleichen Wert wieder zunahm.

Der Venendruck ist aber keinswegs nur eine Funktionsgröße des Blutvolumens. Unter den wechselhaften Verhältnissen physiologischer Leistungsanpassung wird er zum Integralwert vieler Faktoren (WILSON u. Mitarb. 1962). So haben Lageänderungen, intrathorakale Druckschwankungen, der arterielle Enddruck im Kapillarsystem, die Leistung des Herzens und nicht zuletzt der Gefäßtonus Einfluß auf die Höhe des Venendruckes. Man müßte annehmen, daß das Zusammenspiel so zahlreicher Komponenten diagnostisch bindende Schlüsse auf das Blutvolumen nicht mehr zuläßt. Diese Annahme bestünde auch dann zu Recht, wenn zur Druckmessung nicht tatsächlich Bedingungen eingehalten würden, die Änderungen der eben erwähnten Faktoren möglichst ausschließen. Die Untersuchungsbedingungen verlangen die Horizontallage des Probanden, Ruhekreislauf und Ruheatmung sowie muskuläre Inaktivität. Unter diesen Voraussetzungen haben nahezu nur mehr Änderungen der Gefäßfüllung Rückwirkungen auf die Höhe des Venendruckes. Allerdings müssen sich dabei Volumenänderungen in bestimmten Grenzen halten. Überschreiten sie das Ausmaß von 20%—30% der Gesamtblutmenge, dann treten als Notfallsfunktion auch venomotorische Regulationsvorgänge ein, die das Druck-Volumenverhältnis grundlegend verändern (GAUER, 1957).

WIGGERS (1950) sowie LANDIS und HORTENSTINE (1950) wollen unter solchen Umständen venomotorisch bedingte Druckanstiege bis auf den Ausgangs- bzw. Normalwert beobachtet haben. Wir jedoch können solche Erfahrungen nicht mitteilen. Zumindest unter den klinischen Situationen von Blutverlust und Blutersatz, wie sie große chirurgische Eingriffe und schwere Traumen mit sich bringen, die neben Gefäßverletzungen auch immer einen beträchtlichen Plasmaaustritt in das geschädigte Gewebe aufweisen, haben Änderungen des Venentonus nur eine unauffällige Rolle gespielt. So konnten wir in jedem Fall eines akuten Volumendefizits auch einen niederen Venendruck nachweisen. Allerdings sind wir nicht in der Lage, den Venentonus zu messen und dürfen daher aus Venendrucksenkungen grundsätzlich keine quantitativen Schlüsse ziehen.

Diese, zu den vorerwähnten Arbeiten im Gegensatz stehende Feststellung überraschte uns nicht, läßt sie sich doch zwanglos in ein teleologisches Konzept der funktionellen Bedeutung des Venendruckes einfügen. Das homöostatische Prinzip der Niederdruckstrombahn, ihren Dehnungswiderstand möglichst lange konstant zu erhalten, muß der Volumenregulation des Kreislaufs dienen. GAUER (1954), SIECKER u. Mitarb. (1954) sowie HENRY und PEARCE (1956) haben im zentralen Gefäßbereich Dehnungsrezeptoren nachgewiesen, die die Konstanz der Blutmenge kontrollieren. In peripheren Gefäßbezirken beeinflussen hydrostatische Druckänderungen den Einstrom interstitieller Flüssigkeit, der nach Blutverlusten als primärer Reparationsvorgang wirksam ist (KAUFMANN und MÜLLER, 1958). Volumenabgabe und Volumenersatz werden somit vom Venendruck gesteuert.

Die Venendruckmessung, die als „iatrogener Rezeptor" bezeichnet werden könnte, ahmt daher eine physiologische Einrichtung nach, wobei die Afferenzen über den Reflexbogen, also den Arzt und die Blutbank der klinischen Volumenregulation des Kranken dienen.

Solange Änderungen des Venentonus nur experimentell erfaßt werden können (SHARPEY-SCHAFER und GINSBURG, 1962) wird man sich mit dem relativen Aussagewert der Venendruckbestimmung im allgemeinen begnügen müssen. Relative Beziehungen dürfen aber nicht isoliert beurteilt werden, sondern sind in das Gesamtbild eines Funktionsablaufs einzuordnen. Schon BRANDT (1931) erinnert an die Worte v. BERGMANN, daß „die Funktion jedes einzelnen Faktors immer unter dem Gesichtspunkt der Wirkung auf den Gesamtkreislauf zu beurteilen ist".

So muß auch die Auswertung des Venendruckes immer zusammen mit den arteriellen Kreislaufgrößen erfolgen. Im Hinblick auf den relativen Aussagewert ist die Venendruckmessung den Methoden der quantitativen Bestimmung des Blutvolumens unterlegen. Im Hinblick auf die anspruchslose Technik, die Unabhängigkeit von Apparaturen und Personal, bietet sie aber unvergleichlich mehr. Indem sie auch die Leistungskraft des Herzens miterfaßt, kann sie rechtzeitig von Überlastungsschäden warnen, falls ein Volumenersatz zu rasch oder im Übermaß erfolgen sollte.

Die Methoden der Venendruckmessung

Sieht man von den indirekten Verfahren zur Bestimmung des Venendruckes ab, die auf Grund von Vergleichsuntersuchungen (POGANY, 1931) unzuverlässig erscheinen, so bleiben die direkten Meßmethoden zu besprechen. Sie lassen sich im Hinblick auf den Meßort in ein zentrales und in ein peripheres Bestimmungsverfahren unterteilen. Während die zentrale Meßtechnik einen Spezialkatheter benützt, der nach Punktion der V. jugularis ext. möglichst herznahe eingeführt wird (WILSON u. Mitarb., 1962), zumindest aber die Druckmessung direkt in der V. jugularis fordert (SELLICK, 1962), verwenden die älteren, peripheren Bestimmungsmethoden nahezu ausschließlich die V. mediana cubiti. Unbestritten führt die direkte, zentrale Messung des Venendruckes zu den verläßlichsten Ergebnissen und birgt die wenigsten Fehlerquellen. Sie ist aber technisch anspruchsvoll und nur im klinischen Betrieb durchzuführen.

Wir stützen uns auf die periphere Druckmessung, weil sie wesentlich einfacher ist und ohne größere Erfahrung durchgeführt werden kann. Ihre Resultate bestätigten durchaus unsere Erwartungen, daß auch dieses Verfahren klinisch brauchbar ist. Überdies haben zahlreiche Untersucher vor uns mit der peripheren Druckmessung zweifellos gültige Aussagen machen können.

Grundsätzlich gehen alle Bestimmungsmethoden des Venendruckes auf die Untersuchungstechnik von MORITZ und v. TABORA (1910) zurück. Sie bedienten sich folgender Meßanordnung:

Ein mit isotoner Kochsalzlösung gefülltes Glasmanometer wurde über ein Schlauchstück mit einer Kanüle verbunden, die in die V. mediana cubiti eingeführt worden war. Die venöse Blutsäule geht dabei direkt in die Manometerflüssigkeit über und zeigt den Gefäßinnendruck an. Um mit diesem Apparat einen Wert für den zentralen Venendruck zu erhalten, muß die Punktionsstelle der Vene genau in die Höhe des rechten Vorhofs gebracht werden, oder die Messung hat einen Nullpunkt zu berücksichtigen, der die Höhe des rechten Vorhofes angibt.

CLAUDE u. Mitarb. (1914), VILLARET u. Mitarb. (1921), LECONTE und YACOEL (1922) sowie BEDFORD und WRIGHT (1924) verwendeten an Stelle des Glasmanometers, unter Zwischenschaltung von Luft, ein Aneroid. Dies hatte den Vorteil, daß nur jene Teile der Apparatur sterilisiert werden mußten, die mit dem Blut in direkter Verbindung standen.

Beide Meßgeräte erlauben nur die subjektive Beobachtung von Venendruckmittelwerten, da kleine, durch Herzaktion und Atmung bedingte Druckschwankungen der Trägheit des Meßsystems zum Opfer fallen. Für klinische Zwecke genügt im allgemeinen diese Bestimmungsmethode. Für experimentelle Untersuchungen hingegen ist eine Verfeinerung und Registriermöglichkeit der Messungen notwendig. Zu diesem Zweck benützte ROSENOW (1920) ein zweischenkliges U-Manometer, dessen aufsteigender Schenkel mit einer Mareyschen Kapsel in Verbindung stand. KENDREW (1926) versah das gerade Manometer-Rohr des Taboraschen Apparates mit einem Schwimmer. BRANDT und KATZ (1931) griffen wieder auf die Mareysche Kapsel zurück.

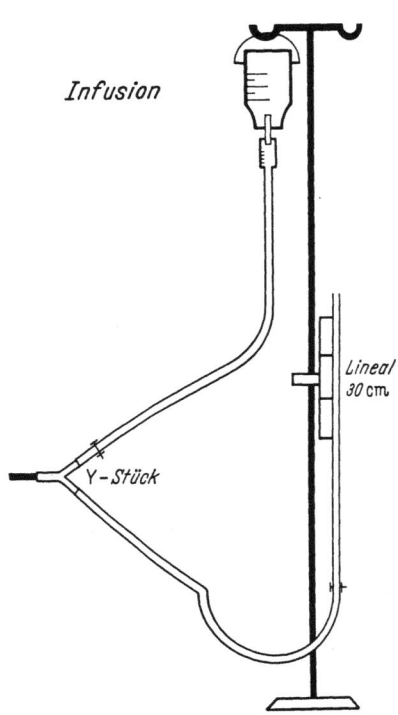

Abb. 1. Meßanordnung zur Bestimmung des Venendruckes

HERBST (1934) entwickelte ein Transmissions-Manometer, das eine möglichst unverzerrte und trägheitsarme Druckübertragung gewährleisten sollte. In den letzten Jahrzehnten wurde vorwiegend von elektrischer oder elektronischer Drucktransmission Gebrauch gemacht. So verwenden neuerdings CHOPIN und CORNU (1963) ein elektronisches Induktivmanometer, das mit einem Kathodenstrahl-Oszilloskop in Verbindung steht. Im einzelnen darauf einzugehen, würde zu weit führen, da alle Messungen, die in weiterer Folge hier besprochen werden, mit einem einfachen Flüssigkeitsmanometer durchgeführt worden sind.

Die Abb. 1 zeigt dieses Meßgerät in schematischer Darstellung, wie wir es für unsere Zwecke entwickelt haben. Wir wollen damit unterstreichen, daß auch mit Mitteln, die jedem zugänglich sind, praktisch verwertbare Ergebnisse erzielt werden können.

Die Bestimmung des Venendruckes kann auf zweierlei Art erfolgen:

1. Infusions-Tonometrie des Venendruckes

Genügt es den Venendruck fallweise zu kontrollieren, etwa nach der Übertragung von jeweils 500 ml Blut oder anderen Flüssigkeiten, dann lassen wir das eben gebrauchte Infusions-System einfach leer laufen, bis die im durchsichtigen Ablaufschlauch verbleibende Flüssigkeitssäule zum Stillstand kommt (FEURSTEIN, 1963). Die Höhe des Flüssigkeitsspiegels im Bezug auf den rechten Vorhof (Nullpunkt) in Zentimetern gemessen, kann als Vergleichswert für den zentralen Venendruck angesehen werden. Der in der Cubitalregion gemessene Druck, auch wenn er auf den rechten Vorhof bezogen wird, entspricht nämlich nicht genau den zentralen Werten, sondern liegt etwa um 4 cm H_2O höher (GAUER, 1960). Für die klinische Beurteilung ist diese weitgehend konstante Druckdifferenz ohne Belang.

Für die Druckmessung sind zwei technische Hinweise zu beachten:

a) Das Ablauf-System muß von der Infusionsflasche getrennt werden, da der Widerstand eines feuchten Luftfilters das Meßergebnis verfälschen kann. Nach Übertragung von Blutkonserven sollte das Ablauf-System am besten unterhalb des Feinfilters durchschnitten werden (Einmalgerät), da dieser Filter häufig mit Fibrin und Zellaggregaten verlegt ist.

b) Das Ablauf-System soll bei der Messung des Venendruckes eine Schleife aufweisen, die unter den Nullpunkt zu legen ist. Nur so können auch negative Druckwerte ohne Gefahr einer Luftembolie bestimmt werden.

2. Manometrie des Venendruckes

Wenn oft wiederholte oder kontinuierliche Messungen des Venendruckes geplant sind, dann schließen wir an die Venenkanüle mit Hilfe eines Y-Stückes ein eigenes Manometer-System an. Dieses besteht aus einem etwa ein Meter langem Polyvinyl-Schlauchstück, das an die Skalenseite eines 30 cm langen Lineals fixiert wurde. Um dieses selbstverfertigte Meßgerät in geeigneter Höhe an einem Infusionsständer befestigen zu können, wurde ein gewöhnlicher Eprouvettenhalter an die Rückseite des Lineals geklebt (Abb. 2 und Abb. 3).

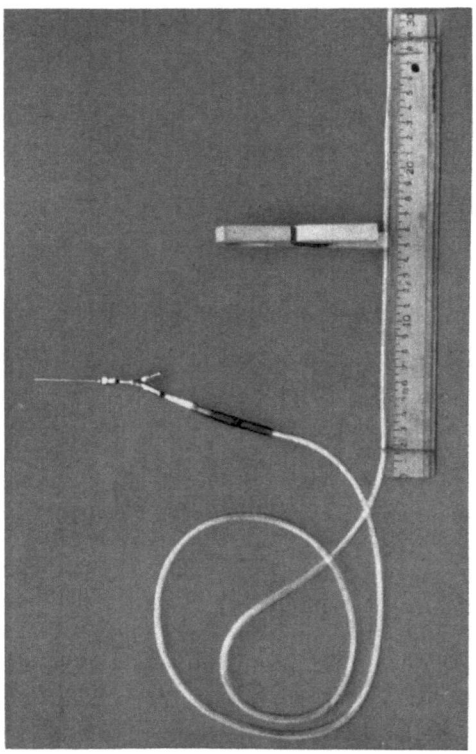

Abb. 2. Einzelteile des Manometers

Infusion und Manometer müssen getrennt voneinander benützt werden können. Während des Meßvorganges muß die Infusion unterbrochen werden, nach der Messung ist die bis auf Venendruckhöhe abgelaufene Flüssigkeit des Manometer-Systems mit Infusionslösung wieder aufzufüllen. Diese Anordnung verhindert den Rückfluß von Blut in die Meßeinrichtung, so daß auf gerinnungshemmende Mittel verzichtet werden kann. Kontinuierliche Messungen machen allerdings einen Heparinzusatz notwendig (50 mg/1000 ml), oder die Kanüle muß häufig durchgespült werden.

Das Hauptproblem der Messung liegt in der möglichst genauen Lagebestimmung des rechten Vorhofs, der den Nullpunkt der Meßskala festlegen soll. Hierbei gehen die Angaben einzelner Untersucher weit auseinander, ein Umstand, der erhebliche Unterschiede in der Ermittlung von Venendruck-Normalwerten zur Folge hatte.

v. RECKLINGHAUSEN (1906) gab für die Lage des „venösen Reservoirs" den Mittelpunkt des Thorax an. MORITZ und v. TABORA (1910) hielten sich an ein Orientierungsmerkmal, das 5 cm dorsal der Knorpel-Knochengrenze der 4. Rippe angegeben wurde. EYSTER (1929) sowie BRAMS u. Mitarb. (1933) gebrauchten als Bezugsebene die Grenzfläche zwischen vorderem und mittlerem Drittel des Thoraxdurchmessers. RUNGE (1924) gab als Leitlinie direkt die Höhe der Knorpel-

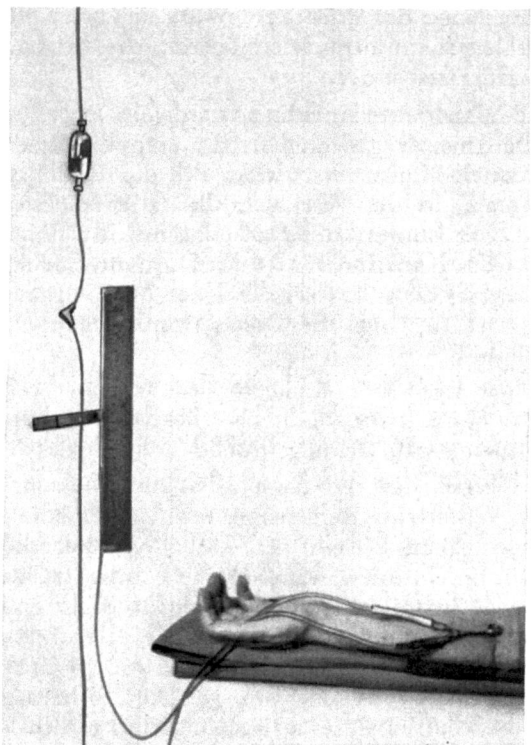

Abb. 3. Vollständige Einrichtung zur Venendruckmessung

Knochengrenze der 4. Rippe an. HARRIS (1928) sowie GIBSON und EVANS (1937) bezogen sich auf die mittlere Axillarlinie.

LYONS u. Mitarb. (1938) vertrauten diesen Angaben nicht und untersuchten die Lage des rechten Vorhofs an Leichenquerschnitten und Röntgendarstellungen. Sie hatten nämlich unter Benutzung bisher angegebener Bezugspunkte festgestellt, daß der Venendruck bei Personen mit großem Thoraxdurchmesser immer tief lag, während er bei Personen mit kleinem Durchmesser immer erhöht gefunden wurde.

Diese Beobachtung beruhte nicht etwa auf intrathorakalen Druckunterschieden, sondern auf der einfachen Tatsache, daß Orientierungsmerkmale an der Thoraxvorderseite zum Herzen in keiner individuell konstanten Beziehung stehen. Bezugspunkte hingegen, die sich an der Thoraxrückseite orientieren, sind topographisch wesentlich verläßlicher. So ermitteln wir die Vorhofshöhe in der Weise, daß sie einer Ebene entsprechen soll, die 10 cm über der Auflagefläche des Probanden gedacht ist.

Die Beschreibung der Meßtechnik wäre unvollständig, wenn nicht auch auf Fehlerquellen hingewiesen würde, die im Laufe der Untersuchungen abzuklären waren.

1. Für die Manometereinrichtung wurde ein Polyvinylschlauch von 3—4 mm Durchmesser gewählt. Bei der ursprünglichen Verwendung eines Liquordruck-Manometers wirkte sich die Kapillarität der engen Glasröhre (1 mm) in der Weise aus, daß alle Meßwerte um 2,5 cm höher lagen. Das Lumen der Kanüle beeinflußt hingegen die Meßgenauigkeit nicht. Kanülen bis 0,8 mm Durchmesser machen lediglich das Manometer-System so träge, daß der Meßvorgang längere Zeit beansprucht und rhythmische Druckschwankungen nicht beobachtet werden können.

2. Die freie Lage der Kanüle in der Vene ist bei wiederholten Messungen zu überprüfen. Nicht selten liegt der Kanülenanschliff der Venenwand an und täuscht ungewöhnlich hohe Druckwerte vor.

3. Eine übermäßige Abduktion des zur Messung verwendeten Armes kann Venendrucksteigerungen verursachen, die auf eine Strömungsbehinderung im Bereich der V. subclavia zurückzuführen sind. Voraussetzung für ein einwandfreies Meßergebnis ist die unbehinderte, möglichst gerade Strombahn von der Punktionsstelle bis in die V. cava sup. Aus verständlichen Gründen haben wir allerdings jene Empfehlung nicht berücksichtigen können (GAUER, 1960), Untersuchungen nur in rechter Seitenlage vorzunehmen, um zur Sicherung einer freien Strombahn die Schulter tiefer zu lagern als den rechten Vorhof.

4. Bluttransfusionen, die unter Druckanwendung vorgenommen wurden, steigern für kurze Zeit den Venendruck weit über das Maß der effektiven Volumenvermehrung. Ein verwertbares Meßergebnis ist erst 10—15 Minuten nach solchen Blutübertragungen zu erhalten.

5. Emotionelle Belastungen (Aufregung, Angst, Schmerz) haben Erhöhungen des Venendruckes zur Folge. Erst kürzlich hat KONZETT (1964) an Hand plethysmographischer Untersuchungen gezeigt, daß psychische Impulse die Durchblutung der Extremitäten beträchtlich steigern. Änderungen der Durchblutungsgröße können auch zu Änderungen des Venendruckes führen (LANDIS u. Mitarb., 1946).

6. Husten und Pressen machen infolge hoher intrathorakaler Druckanstiege vergleichbare Venendruckbestimmungen unmöglich.

7. Venendruckmessungen, die nicht in Horizontallage durchgeführt werden können, bringen Ergebnisse, die nicht zum Normalwert in Beziehung gesetzt werden dürfen. In solchen Fällen muß eine, der Lagerung entsprechende, Ausgangsmessung als Eichung vorliegen, um nachfolgende Untersuchungen richtig einordnen zu können.

Ergebnisse der Venendruckmessung

Das Bemühen um eine konsequente Behandlung von Schockzuständen veranlaßte uns erstmals Venendruckmessungen vorzunehmen. Es bestand nie ein Zweifel darüber, daß als vordringlichste Maßnahme der Schocktherapie die Vergrößerung des zirkulierenden Blutvolumens anzustreben ist. Wir waren uns aber im Einzelfall nicht so sicher, die notwendige Menge des Volumenersatzes richtig bestimmen zu können. Wir suchten also nach einem Kriterium, an dem die Wiederherstellung eines physiologischen Blutvolumens abzulesen war.

Selbstverständlich bot es niemals größere Schwierigkeiten eine Entscheidung über die Transfusionsmenge zu treffen, wenn sich während der Blutübertragung der Allgemeinzustand des Kranken besserte, der arterielle Blutdruck ohne Vasopressoren anstieg und die Kapillarfüllungszeit kürzer wurde. Vor einer nahezu unlösbaren Aufgabe aber stand man dann, wenn trotz eines ausreichend erscheinenden Volumenersatzes keine Besserung des Kreislaufzustandes eintrat und nun zu entscheiden war, ob die Volumensubstitution noch intensiver fortgesetzt werden sollte oder ob bereits eine Überlastungsdekompensation des Herzens als Ursache der fortbestehenden Kreislaufinsuffizienz in Frage kommen könnte. Diese würde natürlich ganz andere Maßnahmen erfordern. Solche Situationen sind gerade beim älteren Patienten nicht selten (HOWARD, 1962) und zwingen ohne Verzug zu richtigem Handeln.

Grundsätzlich wäre dieses Problem mit der quantitativen Bestimmung des Blutvolumens zu lösen. Trotz der Vereinfachung der Methodik durch elektronisch messende Geräte (WILLIAMS und FINE, 1961) ist die Volumenbestimmung gerade im Schockzustand nicht immer verläßlich (HOWARD, 1962), erfordert erheblichen Aufwand und wird vorerst nur der wissenschaftlichen Arbeit dienen können. Daß überdies auch nach Transfusionen, die auf Grund von Blutvolumenbestimmungen dosiert wurden, Kreislaufüberlastungen möglich sind, haben ROMINGER und FLANDREAU (1962) beschrieben. Die Empfehlung (ARTZ und HOWARD, 1955), grundsätzlich nur bis zu systolischen Blutdruckwerten von 100—110 mm Hg zu transfundieren, beantwortet nicht unsere Frage. Auch die Oszillographie der unteren Extremitäten, wie sie von KILLIAN (1963) vorgeschlagen worden ist, kann wohl auf die periphere Durchblutung schließen lassen, aber nicht als Grundlage einer Blutvolumenaussage dienen.

Im Laufe der hier zu besprechenden Untersuchungen stellte sich nun heraus, daß die Frage nach der zirkulierenden Blutmenge auf einfachste Weise mit der Bestimmung des Venendruckes zu beantworten ist.

Wir konnten nämlich feststellen, daß niedere Venendruckwerte mit Sicherheit ein Defizit an Blutvolumen anzeigen und in jedem Fall den Beginn oder die Fortsetzung eines Ersatzes fordern. Hohe Venendruckwerte hingegen weisen auf eine Überfüllung des extraarteriellen Kreislaufschenkels hin. In diesem Fall bleibt weiter zu klären, ob eine Polyämie oder eine Überlastung des Herzens vorliegt. Diese Unterscheidung ist nicht schwierig, wenn dazu der Gesamtkreislauf beurteilt wird. Hohe Venendruckwerte bei schlechten arteriellen Kreislaufverhältnissen sind in der Regel kardial bedingt — eine Pulmonalembolie würde hier eine Ausnahme machen —, während hohe Venendruckwerte bei guten Kreislaufverhältnissen einer kompensierten Hypervolämie entsprechen. In beiden Fällen aber ist die Unterbrechung der Gefäßauffüllung dringlichstes Gebot. Die pathophysiologischen Beziehungen des Venendruckes zum arteriellen Blutdruck sind in der Tabelle II übersichtlich wiedergegeben.

Mit der weiteren Auswertung dieser Untersuchungsergebnisse hatten wir für die Kontrolle von Blutvolumen und Herzleistung einen bedeutenden Fortschritt erzielt. So ließ sich die Venendruckmessung auf das gesamte Gebiet der Volumensubstitution ausweiten, also auch zur Beurteilung von Blutverlust und Blutersatz bei großen Operationen heranziehen. Darüber hinaus stellten wir fest, daß auch bei der parenteralen Behandlung von Wasser- und Elektrolytstörungen, insbesondere dann, wenn große Flüssigkeitsmengen innerhalb kurzer Zeit infundiert werden müssen, Venendruckmessungen die einfachste Sicherung gegen Kreislaufüberlastungen darstellen.

Schließlich konnten mit Hilfe von Venendruckkontrollen fragliche okkulte Blutungen diagnostisch bestätigt oder ausgeschlossen werden.

Die Ermittlung des normalen Venendruckes in der V. mediana cubiti an 100 gesunden Probanden (Blutspender) ergab Werte, die zwischen 4 cm und 16 cm H_2O lagen. Das Mittel aller Messungen beträgt 9,7 cm H_2O. Es wurde ein Venendruck von 10 cm H_2O als Durchschnitts-Normwert angenommen. Die Festlegung einer Norm war notwendig, weil in Notfällen, besonders aber im Zustand des Schockes, ein individueller Normalwert nicht bestimmt werden kann. An seine Stelle muß dann der Normwert treten, der eine physiologisch gerechtfertigte Druckgrenze darstellt. Sie soll durch Volumensubstitution erreicht, aber nicht überschritten werden. Vergleichsuntersuchungen von Venendruck und Blutvolumen zeigen, daß dieses Vorgehen richtig ist. Trotzdem sollte, wenn irgend möglich, ein individueller Venendruck-Normalwert festgelegt werden, ein Grundsatz, der auch für die arterielle Blutdruckmessung selbstverständlich ist.

Zur Auswertung intraoperativer Venendruckmessungen mußte der Einfluß gebräuchlicher Narkosemittel sowie peripher wirksamer Kreislaufmittel geprüft werden. Aus diesen Untersuchungen, deren Ergebnisse hier nicht im einzelnen wiedergegeben sind, ging hervor, daß die derzeit üblichen Narkotika den Venendruck nur geringfügig beeinflussen. Während Stickoxydul/Sauerstoff (75%/25%) allein und mit Zusatz von Äther (2%—4%) den Venendruck unverändert lassen, führen Barbiturate (5 mg/kg) sowie Halothan (1%), zugleich mit dem Abfall des arteriellen Blutdruckes, zu Venendrucksenkungen von 1 bis 1,5 cm H_2O. Diese Befunde lassen sich mit Blutvolumenuntersuchungen in Einklang bringen, die während verschiedener Narkoseverfahren durchgeführt wurden. So fand JOHNSON (1951) nach Anwendung intravenöser Narkotika eine Verminderung der intrathorakalen Blutmenge. KIRCHNER (1964) konnte für Halothankonzentrationen über 1% beträchtliche Abnahmen des zirkulierenden Blutvolumens nachweisen. Nach Angaben von ADRIANI (zit. n. KILLIAN und WEESE, 1954) finden sich dagegen bei der Äthernarkose nur in 10%—15% der Fälle Blutvolumeneinbußen. Ganz allgemein kann man feststellen, daß die Verringerung der zirkulierenden Blutmenge eine Folge der meisten Narkoseverfahren ist, wenn sie entsprechend tief und lange durchgeführt wurden. Da neuzeitliche Anaesthesiemethoden aber oberflächliche Narkosen bevorzugen, haben wir die Wirkung der Narkotika auf den Venendruck unberücksichtigt gelassen. Daß sie den Vorteil bieten, Ruhebedingungen für die Druckmessung zu sichern, soll nicht unerwähnt bleiben.

Anders liegen die Verhältnisse bei peripher wirksamen Kreislaufmitteln. Sie führen zu erheblichen Druckanstiegen, die eine Beurteilungsmöglichkeit des Blutvolumens ausschließen. Nor-Adrenalin und Hypertensin zeigen dabei die stärkste Wirkung. Es ist aber andererseits überraschend festzustellen, daß bei Blockierung der sympathischen Gefäßinnervation durch totale Spinalanaesthesie (GUYTON u.

Mitarb., 1954), der Venendruck nur geringfügig von den Normwerten nach unten abweicht.

Kasuistik

Die folgenden Beispiele, die für die praktische Anwendung der klinischen Venendruckmessung repräsentativ sein sollen, sind einer Serie von 2137 Einzeluntersuchungen entnommen, die in der Zeit vom 1. 10. 1961 — 31. 12. 1964 durchgeführt wurden. Die für unsere Belange wichtigsten Daten wurden in ein einfaches Koordinaten-System eingetragen.

Die arteriellen Blutdruckwerte, systolisch und diastolisch (unterbrochene Linien) sind den Venendruckmessungen (ausgezogene Linien) gegenübergestellt. Die Beschriftung der Ordinate gilt für den arteriellen Blutdruck in Millimeter Hg, für den Venendruck in Millimeter H_2O. Menge und Art des Volumenersatzes sind auf der Abszisse mit laufenden Zahlen vermerkt. Ebenso sind Operationsbeginn und Operationsende (Kreuzmarkierung) angegeben. Die Blutvolumenbestimmungen (weiße Säulen) wurden mit J^{131} markiertem Albumin (10 Minuten-Albuminraum) vorgenommen.

1. Die Venendruckmessung bei der Schockbehandlung

Es wurde erwähnt, daß Schockzustände, wie alle akuten Notfälle, die Feststellung von Venendruck-Normalwerten ausschließen. Unter solchen Bedingungen soll die Gefäßauffüllung bis zu einem Venendruck von 10 cm H_2O erfolgen. An diesem Grundsatz wäre auch dann festzuhalten, wenn trotz der Gabe von Kreislaufmitteln diese Druckgrenze noch nicht erreicht ist, ein Befund, der für ein überaus großes Blutvolumendefizit spräche. Nach Anwendung von Vasopressoren ist aber ein Druckwert von 10 cm H_2O kein Anhaltspunkt für ein ausreichend großes Blutvolumen.

Fall 1

Der Kreislauf ist im Zustand der Zentralisation. Trotzdem wird ein niederer Venendruck von 2 cm H_2O gemessen. Es besteht somit sicher ein erhebliches Blutvolumendefizit. Nach Übertragung von 1000 ml Blut ist der arterielle Blutdruck angestiegen, die periphere Durchblutung ist besser geworden (Kapillarfüllungszeit), der Schockzustand scheint behoben. Es kann die operative Versorgung durchgeführt werden. Eine präoperative Druckkontrolle (5 cm H_2O) weist jedoch darauf hin, daß ein normales Blutvolumen noch nicht erreicht sein dürfte. Der Blutersatz wird daher

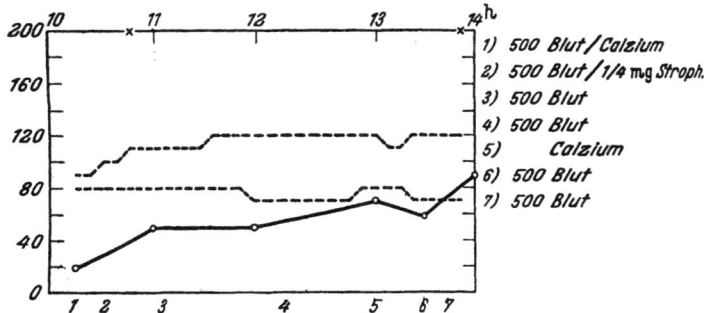

Abb. 4. W. Josef, 44 a, Prot.Nr. 4927/64. Diagnose: Komplizierte Ober- und Unterschenkel-Fraktur li., Schockzustand. Therapie: Schockbehandlung, Marknagelung

fortgesetzt. Unter Einberechnung des operativen Blutverlustes (800 ml) sind noch 2000 ml Konservenblut notwendig, um einen Venendruckanstieg auf 9 cm H_2O zu erzielen. Damit sind stabile Kreislaufverhältnisse erreicht.

Fall 2

Dieser Fall ist dem erstbesprochenen ähnlich. Während der Übertragung von 1000 ml Blut steigt der Venendruck schrittweise an, gleichzeitig bessern sich die Kreislaufverhältnisse. Nachdem 2000 ml Blut ersetzt sind, wird der Venendruckgrenzwert erreicht bzw. leicht überschritten.

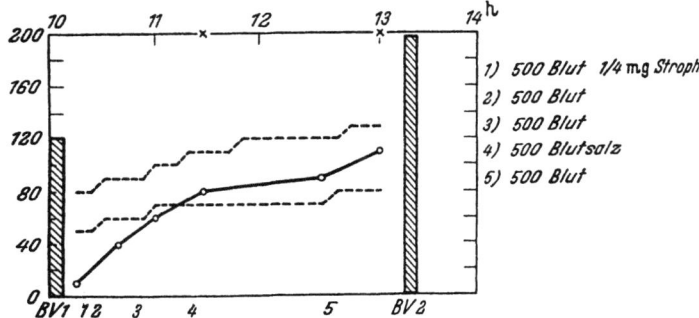

Abb. 5. Sch. Helmut, 24 a, Prot.Nr. 2443/64. Diagnose: Oberarmfraktur re. Abriß der A. brachialis und des N. medianus, Schockzustand. Therapie: Schockbehandlung, Gefäß- und Sehnennaht

Zur Kontrolle des Venendruckanfang- und Endbefundes wurde vor und nach der Transfusionsbehandlung das Blutvolumen bestimmt. Die zirkulierende Blutmenge ist von 3100 ml auf 4900 ml angestiegen. Das Sollvolumen von 5000 ml (75 ml/kg Körpergewicht) ist damit effektiv gesichert.

Ohne Bestimmung des Venendruckes, nach arteriellem Blutdruck und klinischem Aspekt beurteilt, wäre nur die Hälfte der tatsächlich notwendigen Blutmenge ersetzt worden.

Fall 3

Der Kranke ist peripher pulslos und nicht ansprechbar. In diesem Zustand wird ein Venendruck von —10 cm H_2O gemessen. Durch schnelle Drucktransfusion von 1000 ml Blut gelingt es vorerst den Venendruck auf 4 cm H_2O anzuheben. Dabei wird der periphere Puls wieder tastbar, der systolische Blutdruck ist gerade zu messen. Nach weiteren 1000 ml Blut hat sich der Zustand des Kreislaufs aber nicht

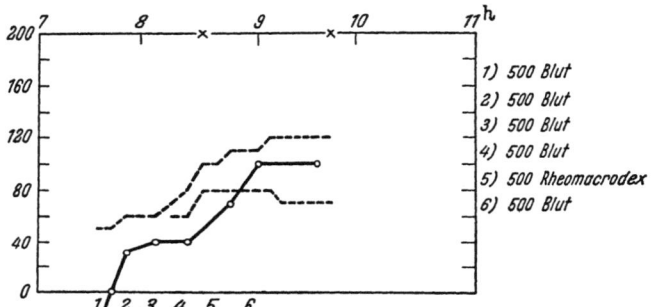

Abb. 6. K. Johann, 75 a, Prot.Nr. 2311/64. Diagnose: Blutendes Ulcus ventriculi, schwerer Schockzustand. Therapie: Schockbehandlung, Magenresektion

mehr wesentlich gebessert. Der Kranke ist immer noch nicht orientiert, die periphere Durchblutung liegt darnieder. Das hohe Alter, sowie die möglicherweise bestehende anämische Herzmuskelschädigung lassen nach der relativ großen und schnell übertragenen Blutmenge an eine Überlastungsinsuffizienz denken. Der Venendruck klärt die diagnostische Frage: Er ist mit 4 cm H_2O gegenüber der vorhergehenden Bestimmung unverändert geblieben. Daher muß die Ersatztherapie dringend fortgesetzt werden. Im Zuge der operativen Versorgung wird der Blutungsschock vollends beherrscht.

Erfahrungsgemäß müßte der Venendruck nach der Übertragung von 500 ml kolloidaler Flüssigkeit um wenigstens 2—3 cm H_2O ansteigen. Gleichbleibende oder während der Volumenersatztherapie fallende Venendruckbefunde weisen auf eine kontinuierliche Blutung hin. Die Sofortoperation ist in solchen Fällen, wie auch in diesem, vital indiziert.

Fall 4

Die unverzüglich begonnene Schockbehandlung durch rasche Transfusion von 2000 ml Blut führt, wie im vorherbeschriebenen Fall, nur zu einer Teilerholung des Kreislaufs. Der systolische Blutdruck liegt immer noch unter 100 m Hg, die Kapillarfüllungszeit bleibt erheblich verlängert. Der Venendruck hingegen hat 10 cm H_2O erreicht. Um eine Überlastungsdekompensation zu vermeiden, wird die Gefäßauffüllung vorerst nicht fortgesetzt. Der Venendruck fällt im Verlaufe einer halben Stunde auf 4 cm H_2O ab. Nun muß die Ersatztherapie wieder aufgenommen werden. Sie ist langsamer durchzuführen. Nach 1500 ml (Blut bzw. Expander) erreicht

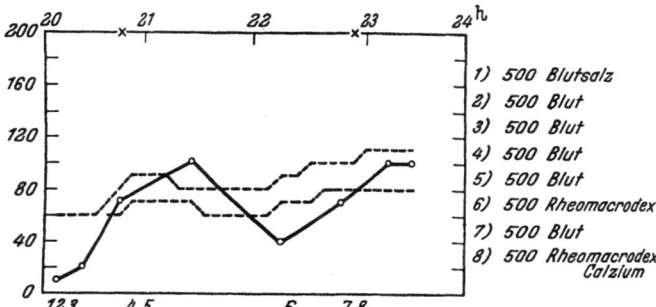

Abb. 7. E. Irmgard, 23 a, Prot.Nr. 2631/64. Diagnose: Impressionsfraktur des Schädels, komplizierte Trümmerfraktur des li. Humerus, Oberschenkelfraktur re. Contusio cerebri, Schockzustand. Therapie: Schockbehandlung, Oberarmmarknagelung, Wundversorgung, Steinmann-Nagel

der venöse Druck wieder 10 cm H_2O. Jetzt sind die arteriellen Kreislaufverhältnisse gut. Das Volumendefizit ist ausgeglichen. Eine Kontrollmessung bestätigt die Druckstabilität.

Anzeichen einer drohenden Kreislaufüberlastung (Venendruckanstieg bei Verschlechterung der arteriellen Blutströmung) sind nach schneller Übertragung größerer Blutmengen auch bei Jugendlichen keine Seltenheit. Sie sind in der Regel, nach Unterbrechung der Transfusion, durch abwartende Haltung zu beherrschen. Vorsichtige Sympathicolyse könnte erwogen werden, ist aber bei niederem Venendruck kontraindiziert.

Sollten im Ausnahmefall, trotz eines erhöhten Venendruckes, Bluttransfusionen vital erforderlich sein, dann wäre eine Indikation für die intraarterielle Übertragung gegeben.

Fall 5

Die direkt durchgeführte Herzmassage führt nach kurzer Zeit zum Wiedereintritt der spontanen Herzaktion. Die künstliche Beatmung ist weiterhin notwendig. Die Kreislaufverhältnisse sind schlecht. Hypothermie, Bradykardie und das Fehlen eines Blutverlustes bestimmen zunächst die Infusion warmer kristalloider Flüssigkeiten. Sie führen zu keiner Besserung des infaust erscheinenden Zustandsbildes. Erst jetzt kommt die Idee, auch in diesem Fall den Venendruck zu messen. Da er um 0 cm H_2O liegt, wird vorerst ein Plasmaexpander, später Humanalbumin und schließlich Blut infundiert. Die Restaurierung des Blutvolumens wird am Venendruckanstieg deutlich. Der Grenzwert wird dabei ungewollt überschritten. Gleichzeitig hat sich der arterielle Kreislauf erholt, die periphere Durchblutung ist zufriedenstellend. Schließlich setzt auch die Spontanatmung wieder ein. Nach insgesamt 12stündiger Intensiv-Behandlung ist die Kranke ansprechbar und erholt sich im weiteren Verlauf vollkommen. Das Fehlen zerebraler Ausfallserscheinungen ist zweifellos auf die hochgradige Unterkühlung zurückzuführen.

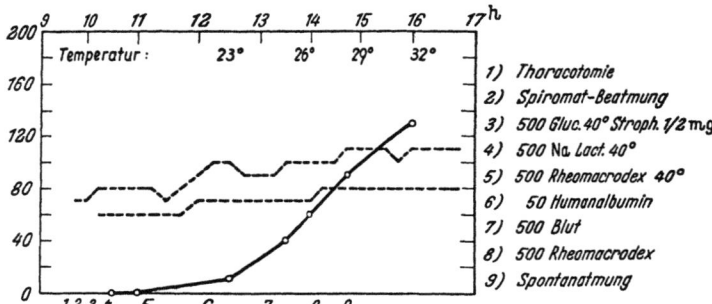

Abb. 8. B. Margarete, 25 a, Prot. Nr., 1123/63. Diagnose: Barbiturat-Vergiftung (Suicid), Hypothermie, Herzstillstand. Therapie: Thorakotomie, Reanimation

Diese Beispiele zeigen, daß, unbeschadet bewährter medikamentöser Maßnahmen, die Sicherheit im therapeutischen Vorgehen erhöht werden kann, wenn neben der arteriellen Blutdruckmessung auch die Bestimmung des Venendruckes vorgenommen wird.

2. Die Venendruckmessung als Hilfsmittel der intraoperativen Kreislaufkontrolle

Hatte sich die Messung des Venendruckes bei der Schockbekämpfung bewährt, so war auch zu erwarten, daß sie ebenso die Kreislaufkontrolle großer, blutverlustreicher Operationen verbessern wird. Hier ist die Bestimmung eines individuellen präoperativen Eichwertes möglich und auch notwendig, da man nur auf ihn ein verläßliches intraoperatives Meßprofil aufbauen kann. Unter der Voraussetzung einer guten Operationsvorbereitung darf der Eichwert als Anhaltspunkt für ein normales Blutvolumen gelten. Venendruckmessungen wurden vorerst bei jenen Eingriffen vorgenommen, die keinen größeren Blutverlust erwarten ließen, deren Blutvolumenänderungen somit leicht übersehbar waren. Zur Kontrolle wurde das prä- und postoperative Blutvolumen bestimmt.

Fall 6

Bei einem Blutdruck von 140/80 mm Hg beträgt der präoperative Venendruck-Eichwert 9 cm H_2O. Nach einem Blutverlust von 400 ml ist der Venendruck auf 7 cm H_2O gesunken. Im Verlaufe der ersten postoperativen Stunden steigt er, auf

Grund autonomer Reparationsvorgänge, auf 8 cm H_2O an. Die vergleichende Blutvolumenbestimmung ergibt ein Defizit von 300 ml. Diese Differenz liegt außerhalb der Fehlergrenze der Bestimmungsmethode.

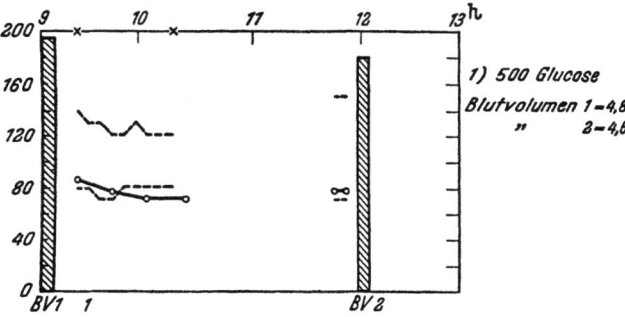

Abb. 9. D. Franz, 77 a, Prot.Nr. 2677/64. Prostatektomie

Fall 7

Die Transfusion von 500 ml Blut hat die Blutmenge des Empfängers über das Ausgangsvolumen erhöht. Auch der Venendruck ist über den Ausgangswert angestiegen. Die Blutvolumendifferenz ist in diesem Fall nicht signifikant, aber auf Grund des gleichsinnigen venösen Druckunterschiedes wahrscheinlich.

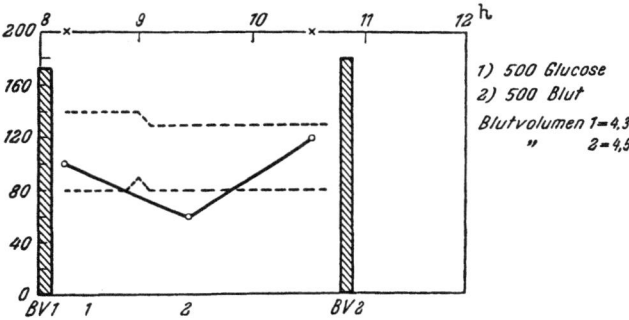

Abb. 10. L. Johann, 73 a, Prot.Nr. 3105/64. Darmresektion

Diese und ähnliche Untersuchungen zeigten:
1. Schon kleine Volumenänderungen zeichnen sich am Venendruck deutlich ab,
2. Venendruckdifferenzen dürfen aber bezüglich der Blutmenge nicht quantitativ bewertet werden.

Größere Änderungen der zirkulierenden Blutmenge haben größere Änderungen des Venendruckes zur Folge:

Fall 8

Nach einem Blutverlust von 17% des Ausgangsvolumens ist der Venendruck steil abgefallen. Auch der arterielle Gefäßschenkel kann diesen Volumenmangel nicht mehr ausreichend kompensieren. Der Blutersatz wurde bewußt hinaus-

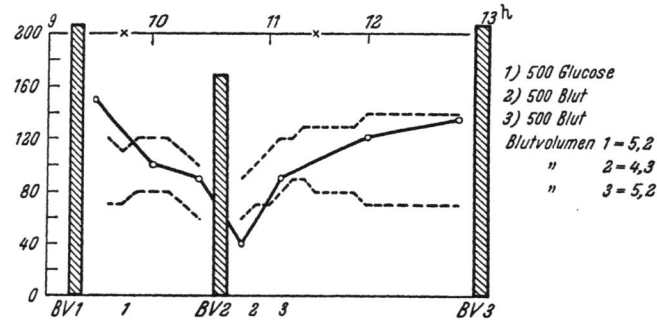

Abb. 11. D. Willibald, 65 a, Prot.Nr. 2805/64. Desobstruktion der A. femoralis re. Sympathektomie

geschoben. Nach der Transfusion von 1000 ml Blut kehrt der Venendruck nahezu auf die Ausgangshöhe zurück. Die vor, während und nach der Operation durchgeführten Blutvolumenkontrollen bestätigen das Ergebnis der Druckmessung: Die präoperative Blutmenge ist wiederhergestellt.

Auch Blutverluste, die den operativen Durchschnitt weit überschreiten, lassen sich unter Führung des Venendruckes volumengerecht ersetzen.

Fall 9

Dieser Eingriff zwang zu einem vollständigen Blutaustausch. Der Blutersatz wurde ausschließlich unter Führung des Venendruckes vorgenommen. Nachdem der Ausgangsdruckwert von 12 cm H_2O am Operationsende erreicht ist, bestätigt wieder

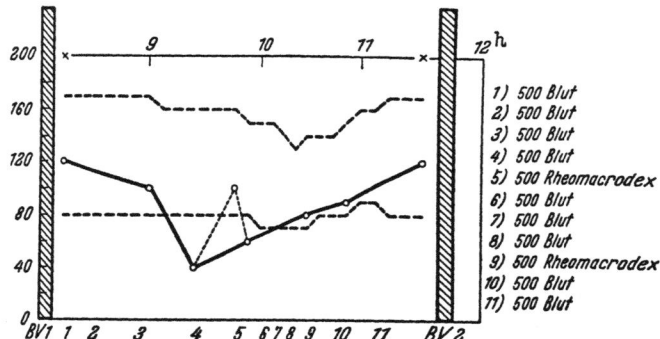

Abb. 12. W. Josef, 62 a, Prot.Nr. 3300/64. Desobstruktion der A. femoralis li.

die Blutvolumenbestimmung, daß die Blutmenge tatsächlich dem präoperativen Soll entspricht. Auch eine Kontrollmessung nach 24 Stunden bekräftigt dieses Ergebnis.

Der Venendruckwert von 9 h 50 (10 cm H$_2$O) soll lediglich ein Meßergebnis demonstrieren, das unmittelbar nach einer Drucktransfusion zustande kam. Der richtige Meßwert lag 10 Minuten später bei 6 cm H$_2$O.

Fall 10

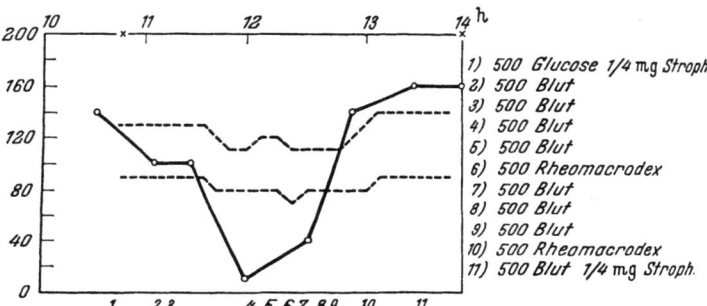

Abb. 13. K. Gustav, 62 a, Prot.Nr. 1641/64. Desobstruktion der A. femoralis re.

Fall 11

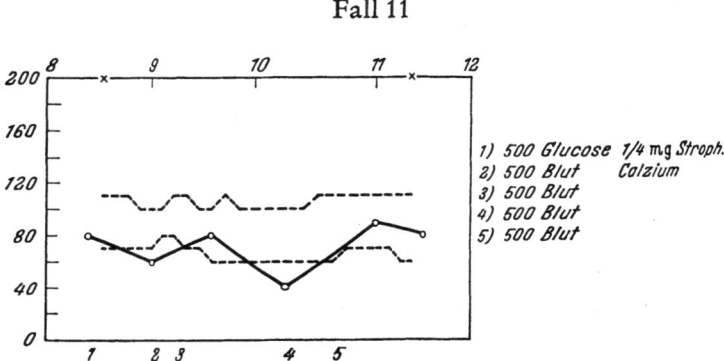

Abb. 14. M. Wilhelm, 57 a, Prot.Nr. 2870/63. Totale Gastrektomie, Splenektomie

Auch diese beiden Beispiele zeigen, daß eine, durch Venendruckmessung geleitete, frühzeitig einsetzende Ersatztherapie stabile arterielle Blutdruckverhältnisse sichern kann. Dabei darf nicht unerwähnt bleiben, daß die tatsächlich notwendigen Volumenersatzmengen größer sind, als sie nach einer gewichtsmäßigen Bestimmung des Blutverlustes angenommen worden wären. Diese Diskrepanz könnte auf einen, durch Permeabilitätsänderung bedingten, Plasmaverlust in das Gewebe zu erklären sein.

Schon der Fall 4 ließ erkennen, daß die Beziehungen des Venendruckes zum arteriellen Blutdruck Hinweise auf die Leistungskraft des Herzens geben. Noch deutlicher führen dies die nächsten Beispiele vor Augen:

Fall 12

Rasch verabfolgte oder überdosierte Bluttransfusionen können besonders während operativer Eingriffe in der Thoraxhöhle das Herz durch Überlastung gefährden.

Die schnelle Übertragung von 1000 ml Blut hat im vorliegenden Fall zu einer Überlastungsdekompensation geführt. Der Venendruck ist auf 30 cm H_2O angestiegen, die arteriellen Kreislaufverhältnisse haben sich dabei zusehends ver-

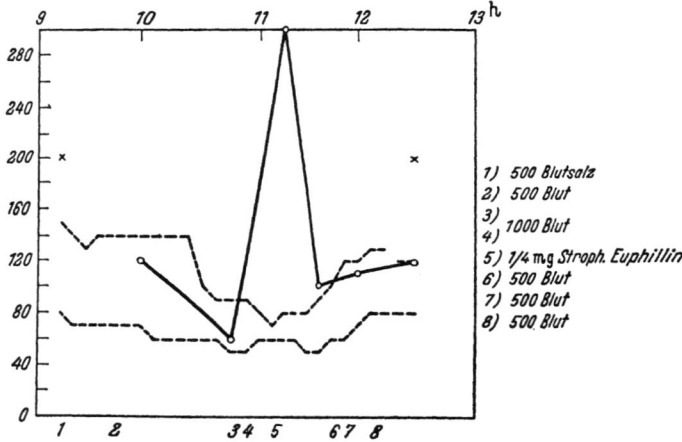

Abb. 15. E. Mathias, 61 a, Prot.Nr. 2741/62. Bronchuscarcinom, Lobektomie des re. Oberlappens

schlechtert. Ohne Bestimmung des Venendruckes ist die Kreislaufkomplikation nicht eindeutig zu klären. Eine weitere Gefäßauffüllung, aber auch die Injektion von Vasopressoren auf Grund einer falschen Einschätzung des Zustandsbildes, würden den Herzmuskel noch mehr belasten. In dieser Situation aber muß die Blutübertragung sofort unterbrochen und der Herzmuskel durch Glykoside gestützt werden. Der Zwischenfall ist damit zu beherrschen. Der weiterhin notwendige Blutersatz wird äußerst vorsichtig vorgenommen.

Fall 13

Schon die Injektion einer kleinen Barbituratdosis hat an Stelle einer mäßigen Venendrucksenkung einen deutlichen Druckanstieg zur Folge. Die Blutübertragung von 500 ml hebt den Venendruck bis auf 15 cm H_2O an. Gleichzeitig ist der systolische Blutdruck gesunken. Die ausgeprägte venöse Drucksteigerung muß kardial bedingt sein. Erst allmählich kehrt der Venendruck auf einen Wert zurück, der am Ende der Operation immer noch über der Eichmessung liegt. Das Blutvolumen hat zugenommen.

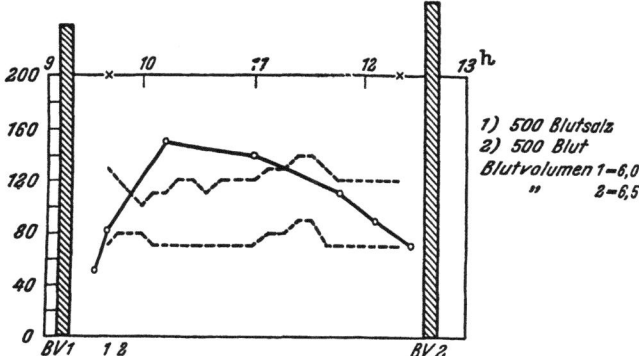

Abb. 16. K. Franz, 57 a, Prot.Nr. 2773/64. Magenresektion, AV-Block, Pulsfrequenz 46

Der Blutersatz bei manifesten Störungen der Herzfunktion muß streng indiziert sein. Die Summation geringfügiger Noxen (Anästhetika, Operationstrauma und Volumenbelastung) kann frühzeitig zu Dekompensationserscheinungen führen.

Massive Konservenbluttransfusionen können kardiale Komplikationen verursachen, die auf Kältewirkung, Kaliumüberschuß oder Mangel an ionisiertem Kalzium beruhen (BOYAN und HOWLAND, 1961, RÜGHEIMER und GRIMM, 1964, BURTON und HOLDERNESS, 1964).

Fall 14

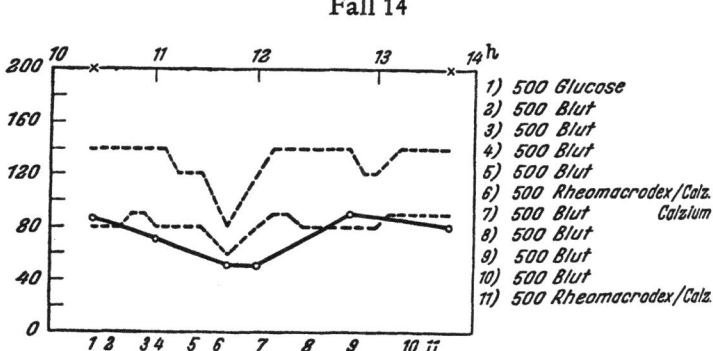

Abb. 17. P. Julius, 60 a, Prot.Nr. 1380/64. Desobstruktion der A. femoralis re.

Im vorliegenden Fall ist es nach der Übertragung von 2000 ml Zitratblut zu einem arteriellen Blutdrucksturz gekommen, ohne daß sich der Venendruck auffällig verändert hätte. Die Ursache dieses Kreislaufzwischenfalles kann daher nicht einem größeren Blutverlust zugeschrieben werden, sondern muß andere Gründe haben. Das Fehlen einer Venendrucksteigerung spricht gegen eine Überlastungsinsuffizienz. Es könnte sich vielmehr um eine der eben erwähnten Transfusionsstörungen handeln. Die probatorische Injektion von 20 ml 10% Kalzium führt fast schlagartig zu einer vollständigen Erholung des Kreislaufs.

Auch hier konnte auf Grund der Venendruckmessung ein diagnostisch verwertbarer Anhaltspunkt gefunden werden, der zur richtigen Behandlung führte.

Die Zweckmäßigkeit der Kalziumsubstitution während massiver Bluttransfusionen haben wir an anderer Stelle besprochen (FEURSTEIN und SCHROLL, 1964).

Die Venendruckbestimmung im Rahmen der intraoperativen Kreislaufüberwachung kann ein entscheidendes diagnostisches Hilfsmittel sein, unter Umständen das einzige, das ohne Verzug Störungen von seiten der zirkulierenden Blutmenge gegen kardiale Komplikationen abzugrenzen imstande ist. Die falsche Einschätzung des Blutverlustes, sowie die fehlerhafte oder unzureichende Ersatztherapie sind nach Untersuchungen von COLE und NAINBY-LUXMORE (1962) an der operativen Mortalität nicht unbeteiligt.

3. Die Venendruckmessung zur Kontrolle der parenteralen Ernährungstherapie

Die parenterale Ersatztherapie mit Wasser, Elektrolyten und Energiespendern stellt an den Kreislauf so lange keine besonderen Anforderungen, als sie im Rahmen des normalen Tagesbedarfes bleibt und über mehrere Stunden verteilt werden kann. In solchen Fällen erübrigt sich eine genaue Kreislaufkontrolle (BORKENSTEIN u. Mitarb., 1958). Diese wird aber notwendig, wenn größere Infusionsmengen gegeben werden müssen, um akut eingetretene Mangelzustände auszugleichen. Hängt doch das Schicksal solcher Kranker wesentlich davon ab, ob es in kurzer Zeit gelingt, das Stoffwechselgleichgewicht wiederherzustellen. Nicht selten zwingt eine dringliche Operation dazu so rasch zu infundieren, daß mit der Möglichkeit einer Kreislaufbelastung zu rechnen ist. In dieser Lage mit energischen und wirksamen Maßnahmen zu zögern, käme der Haltung gleich, einem Ertrinkenden den Rettungsring nicht zuzuwerfen, aus Angst, man könnte ihn treffen. (DEWARDENER, 1960.) Die Gefahr einer Kreislaufbelastung durch intensive Infusionsbehandlung kann mit Hilfe der Venendruckmessung rechtzeitig erkannt und beseitigt werden.

Fall 15

Diese Kranke mußte in kurzer Zeit auf die Operation vorbereitet werden. Eiweiß und Flüssigkeitsverlust haben zu einer Kreislaufzentralisation geführt. Der Allgemeinzustand ist schlecht. Innerhalb 2 Stunden werden 3500 ml Flüssigkeit infundiert, um das akute Defizit bestmöglich auszugleichen, die Acidose zu beseitigen und den Kreislauf wieder zu stabilisieren. Dabei steigt der Venendruck langsam an, so daß eine Überlastung nicht zu befürchten ist. Der Operationsverlauf ist nach der

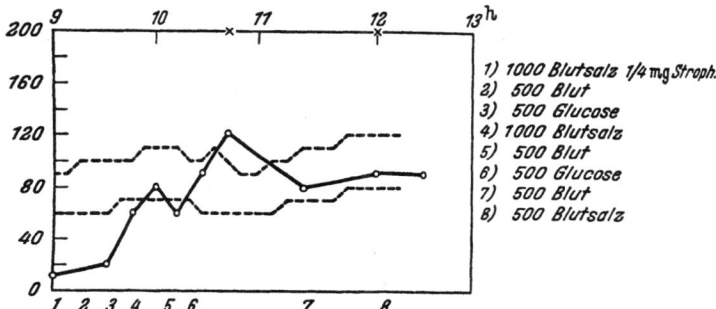

Abb. 18. E. Martha, 69 a, Prot.Nr. 4311/63. Hochsitzender Ileus, Dehydrationszustand

intensiven Vorbereitung komplikationslos. Die parenterale Ersatztherapie muß jedoch weitergeführt werden. Das postoperative Ionogramm liegt im Bereich der Norm, der Reststickstoff wird mit 72 mg-% noch erhöht gefunden.

Während der Verabfolgung größerer Infusionsmengen sollte der Venendruck zumindest nach jeden 1000 ml bestimmt werden. Ein Druckanstieg über 3 cm H_2O pro 1000 ml Flüssigkeit muß zur Vorsicht mahnen und Anlaß zur Verlangsamung der Infusionsgeschwindigkeit sein.

Auch die Frühbehandlung schwerer Verbrennungen erfordert große Flüssigkeitsmengen, die unter Umständen ausschließlich intravenös infundiert werden müssen.

Fall 16

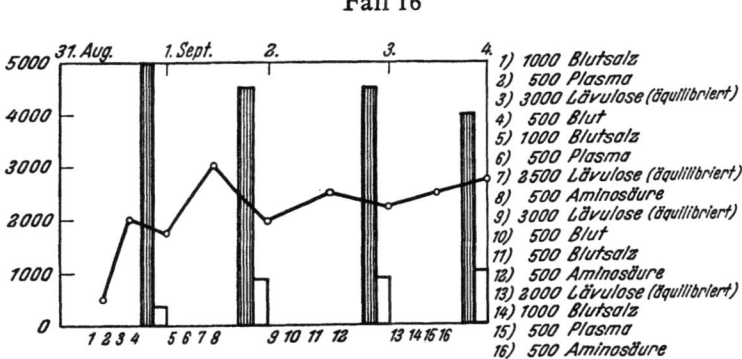

Abb. 19. P. Anton, 19 a, Prot.Nr. 2649/64. 60% Verbrennung aller Grade nach Benzinexplosion

In diesem Fall sind in den ersten 24 Stunden 9 Liter Infusionslösungen notwendig, um den Plasma- bzw. Dehydrationsschock zu beherrschen. (Schraffierte Säulen: Blut, Plasma und Elektrolytlösung, weiße Säulen: Tagesharnmenge). Die einzige Möglichkeit der Kreislaufkontrolle besteht, auf Grund der Ausdehnung der Verbrennung, in Messung von Pulsfrequenz und Venendruck. Dieser muß im peripheren Bereich der V. saphena bestimmt werden. Dennoch erweist sich das Meßprofil als brauchbar. Der Kreislauf scheint durch die Ersatzmengen nicht wesentlich belastet zu werden. Die Harnmenge nimmt zu. Die vorwiegend intravenös vorgenommene Ernährungsbehandlung ist bei Tagesmengen von 4000—5000 ml durch 5 Wochen erfolgreich. Elektrolyt- und Säure-Basen-Haushalt sind ausgeglichen. Trotz zusätzlicher Sondenernährung ist die Kalorienversorgung unzureichend. Ein subhepataler galliger Abszeß nach perforativer Cholecystitis (Obd.Bef. Nr. 1050/64) führt schließlich ad exitum.

Die Venendruckkontrolle während der parenteralen Ernährungstherapie soll selbstverständlich niemals die Menge bestimmen, die infundiert werden muß, sie soll lediglich die für den Kreislauf zulässige Infusionsgeschwindigkeit überwachen.

4. Die Venendruckmessung als Hilfsmittel zur Diagnose okkulter Blutungen

Am Beispiel einer profusen Ulkusblutung (Fall 3) konnte gezeigt werden, daß der fehlende oder unzureichende Anstieg des Venendruckes nach Bluttransfusionen als Hinweis auf eine Blutungsquelle zu werten ist. Das gleiche gilt für den kontinuierlichen Abfall des Venendruckes während einer kurzen Beobachtungszeit.

Fall 17

Nach der Aufnahme ist der Venendruck innerhalb kurzer Zeit von 10 cm H$_2$O auf 5 cm H$_2$O abgefallen. Der arterielle Druck ist von 110/80 auf 90/70 mm Hg zurückgegangen.

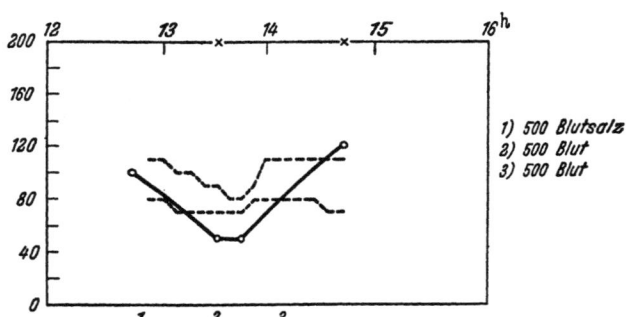

Abb. 20. B. Anton, 7 a, Prot.Nr. 1729/63. Verkehrsunfall, Commotio cerebri, stumpfes Abdominaltrauma, fragliche intraabdominelle Blutung

Der Allgemeinzustand ist gegenüber dem Aufnahmebefund wenig verändert. Abfall von Arterien und Venendruck zeigen mit Sicherheit den Eintritt eines erheblichen Blutverlustes an. Obwohl die Untersuchung des Abdomens keinen sicheren Blutungshinweis bietet, wird laparatomiert. Es findet sich eine Milzruptur.

Fall 18

Nach der Übertragung von 2000 ml Expander, Humanalbumin und Blut ist die Erholung des Kreislaufs so weit fortgeschritten, daß eine provisorische chirurgische Versorgung vorgenommen werden kann. Ohne Änderung des arteriellen Blutdruckes tritt ein überraschender Venendrucksturz ein, der vorerst mit weiteren 1000 ml Blut abgefangen werden kann. Es besteht der dringende Verdacht einer inneren Blutung. Von einer Laparatomie wird Abstand genommen, da der abdominelle Befund unauffällig ist und ein größerer Eingriff wegen des schlechten Allgemeinzustandes unzumutbar erscheint. Nach einer kurzen Erholungsperiode sinkt der Venendruck

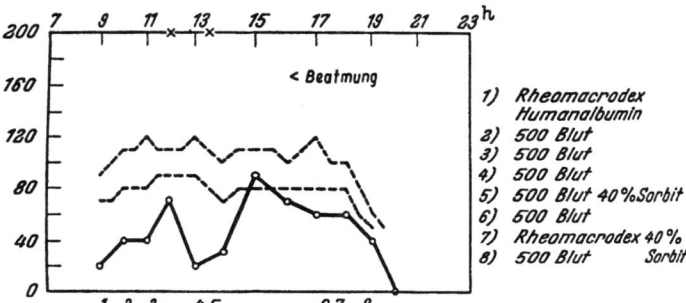

Abb. 21. M. Hertha, 21 a, Prot.Nr. 3110/64. Verkehrsunfall, Contusion cerebri, Frontobasale Verletzung, Oberschenkel-Trümmerfraktur li. Radiusfraktur li. Bewußtlosigkeit, Areflexie, Atemstörung

neuerlich ab. Während die Gefäßauffüllung fortgesetzt wird, tritt Atemstillstand ein. Trotz künstlicher Beatmung ist der Kreislaufzusammenbruch nicht aufzuhalten. Die Obduktion deckt eine Milzruptur auf. (Obd.Bef. Nr. 1106/64). Die Erholung des Kreislaufs hatte offenbar zu zweimaligen Blutungsschüben geführt, die sich im Venendruckprofil deutlich abzeichnete.

Diskussion und Zusammenfassung

Unseres Erachtens kann kaum bezweifelt werden, daß für eine einfache, klinisch brauchbare Methode der Prüfung des zirkulierenden Blutvolumens, ein echtes Bedürfnis besteht. Sind doch die derzeit geübten Verdünnungsmethoden mit Farbstoffen, Jod^{131}-Albumin oder Radiochrom markierten Erythrozyten entweder immer noch zu aufwendig und kostspielig oder erfüllen nicht, wie HOWARD (1962) offen bekennt, die in sie gesetzten Erwartungen.

Der Venendruck, der auf Grund theoretisch fundierter Voraussetzungen (GAUER und HENRY 1956) als Parameter für die Füllung des extraarteriellen Kreislaufschenkels angesehen werden kann, bietet eine jederzeit und unter bescheidensten Verhältnissen anwendbare Möglichkeit, rasche Auskunft über die zirkulierende Blutmenge und die Leistung des Herzens zu erhalten. Allerdings, an dem kritischen Einwand mangelnder Genauigkeit der gegenwärtig üblichen Volumenbestimmungsverfahren, kann die Methode der Venendruckmessung nichts ändern. Im Gegenteil, sie muß, wie wir gesehen haben, auf quantitative Aussagen überhaupt verzichten und vermag nur relative Hinweise auf Blutmengenänderungen zu geben. Diese Tatsache läßt aber die Frage nicht überflüssig erscheinen, ob eine Untersuchungsmethode, die von vorneherein auf quantitativ faßbare Ergebnisse verzichtet, für die klinische Medizin von Wert ist.

PIERCE u. Mitarb. (1953), FRANCHEBOIS (1955), sowie WILSON u. Mitarb. (1962) haben schon vor uns eine positive Antwort gefunden und der Bestimmung des Venendruckes große Bedeutung beigemessen. Wir können dem nur zustimmen, wollen aber doch einschränkend feststellen, daß die Venendruckmessung im Sinne unseres Anwendungsbereiches ein rein klinisches Verfahren ist, das der theoretischen Wissenschaft keine exakt verwertbaren Angaben bringen kann. Es soll also nur dem am Krankenbett tätigen Arzt eine Untersuchungsmethode in die Hand gegeben werden, die ihn von Laboratorium, Personal und größeren Apparaturen unabhängig macht und trotzdem gestattet, ausreichende Auskunft über die Blutmenge zu erhalten. Aus diesem Grund wurde bewußt auf die zentrale Meßtechnik des Venendruckes verzichtet und nur die periphere Methode angewandt, deren Ergebnisse sich durchwegs als brauchbar erwiesen. Im Laufe unserer Arbeit hatten wir einige Schwierigkeiten zu überwinden, die uns ein mehr oder weniger empirisches Handeln aufzwangen. So hatten wir uns auf dem Gebiet der Reanimation, besonders aber bei der häufig notwendigen Schockbekämpfung mit der Gegebenheit abzufinden, auf die Bestimmung normaler Venendruckwerte verzichten zu müssen. Sollte der Venendruck trotzdem als Leitfaden für die Ersatztherapie herangezogen werden, so mußte ein mittlerer Normwert zu finden sein, der als allgemein gültiger Anhaltspunkt für ein physiologisches Blutvolumen gelten durfte. Wir waren uns vorerst nicht sicher, ob unser Venendruckmittelwert dieser Anforderung gerecht werden konnte. Es war nämlich nicht zu übersehen, worauf schon GAUER und HENRY (1956) hingewiesen haben, daß die Streuung normaler Venendruck-Ruhewerte relativ groß ist, so daß ein mittlerer Normwert vom individuellen Normalwert erheblich abweichen konnte. DUCAILAR u. Mitarb. (1963), die sich mit ähnlichen Fragen des Venendruckes im Schockzustand beschäftigten, haben in dieser Hinsicht keine genauen Angaben gemacht.

Sowohl die praktische Erfahrung bei der Reanimationsbehandlung als auch die gleichzeitige Vornahme von Blutvolumenbestimmungen haben aber schließlich ergeben, daß wir unsere Arbeitsgrundlage beibehalten durften und mit Hilfe des Venendrucknorm- bzw. -mittelwertes tatsächlich optimale Ergebnisse erzielen können. Die Fehlerquelle des Mittelwertes scheint unbedeutend oder doch wesentlich kleiner zu sein, als wir angenommen hatten. Wir haben es als großen Nachteil unseres Konzeptes empfunden, daß die Gabe von Vasopressoren unsere Leitsätze zunichte macht, da alle medikamentös bedingten Druckwerte, die über 10 cm H_2O liegen, für die Ersatztherapie nicht mehr verwertbar sind. In solchen Situationen sind wir wie früher darauf angewiesen, nach der Höhe des arteriellen Blutdruckes, nach der Pulsfrequenz, sowie nach dem klinischen Aspekt zu handeln.

Wesentlich problemloser erwies sich dagegen die Auswertung von Venendruckmessungen, die im Rahmen der Kreislaufüberwachung geplanter und vorbereiteter Operationen vorgenommen werden. Hier legen wir größtes Gewicht auf die Ermittlung eines präoperativen Eichwertes, der am besten unmittelbar vor Operationsbeginn bestimmt werden sollte. Die Berechtigung, diesen Eichwert als Standardvergleich für ein normales Blutvolumen anzusehen, dürfte zu den theoretischen Grundlagen in keinem Widerspruch stehen. Die nachfolgenden Druckmessungen, die insgesamt ein Profil der intraoperativen Blutvolumenschwankungen ergeben, sollen dem Eichwert möglichst entsprechen. Zumindest muß der Venendruckschlußwert mit der präoperativen Eichung identisch sein. Dann ist auch die postoperative Blutmenge genau so groß wie die präoperative. Auf diese Arbeitshypothese, daß beim gleichen Probanden gleiche Venendruckwerte gleiche Blutvolumina anzeigen, bauen wir unser intraoperatives Meßverfahren auf und gehen damit einen bedeutenden Schritt weiter als jene Autoren, die sich vor uns mit intraoperativen Venendruckmessungen beschäftigt haben. Auch hier hat die Erfahrung gezeigt und die angeführten Beispiele beweisen es, daß wir unsere Grundsätze weiter verfolgen und empfehlen dürfen. Wir legen aber auf postoperative Venendrucknachkontrollen großen Wert, weil das Ergebnis einer Druckkonstanz die normale Füllung des Gefäßsystems bestätigt, ein Druckabfall jedoch die Möglichkeit von Blut und Plasmaspätverlusten rechtzeitig aufdeckt. Bei der parenteralen Ernährungstherapie hat die Venendruckmessung verständlicherweise nicht die Bedeutung, wie bei den beiden erstbesprochenen Indikationen. Während kolloidale Lösungen mehr oder weniger lange in der Blutbahn verbleiben, können kristalloide Flüssigkeiten relativ rasch über die Niere ausgeschieden oder in das interstitielle Gewebe verschoben werden. Kreislaufbelastungen sind daher seltener zu finden. Allerdings darf man nicht außer acht lassen, daß akute Dehydrationszustände fast regelmäßig mit Nierenfunktionsstörungen einhergehen und so die Regulationsfähigkeit des Organismus empfindlich stören. Wir haben daher die Venendruckmessung auch vorwiegend für diese Fälle empfohlen und stimmen hier mit der Indikationsstellung von WILSON u. Mitarbb. (1962) überein, die besonders die Anurie bzw. Oligurie in die Venendruckkontrolle einbezogen wissen möchten. Auch STEWART u. Mitarb. (1954), die sich speziell mit Fragen des Elektrolyt- und Wasserhaushaltes beschäftigen, haben ähnliche Vorschläge gemacht.

Wenn wir schließlich noch die Venendruckmessung als Hilfsmittel zur Diagnostik innerer Blutungen erwähnt haben, so ergab sich dieses Indikationsgebiet fast zwangsläufig aus den Erfahrungen, die bei der Schockbehandlung und bei der intraoperativen Druckkontrolle gesammelt werden konnten. Wir haben es uns fast zur Regel gemacht, bei allen schwereren Unfällen den Venendruck gleich zu messen und haben mit diesem Wert eine Ausgangsbasis, die nach mehreren Gesichtspunkten hin wichtig sein kann.

Überblicken wir nun die Ergebnisse einer mehrjährigen Arbeit auf diesem zweifellos viel zu wenig genutzten Gebiet, so dürfen wir zusammenfassend sagen, daß die Venendruckmessung für alle Fragen der Kreislaufpathologie von Interesse ist. Besonders aber bewährt sie sich zur Beurteilung des zirkulierenden Blutvolumens, wenn auf Grund operativer oder konservativer Maßnahmen Änderungen der Blutmenge und ihre Rückwirkungen auf den Gesamtkreislauf nicht übersehbar sind. Wir konnten auf die geschichtlichen Grundlagen der Venendruckmessung eingehen, unsere eigene Methodik ausführlich beschreiben und schließlich an Hand zahlreicher Beispiele unsere Erfahrung mitteilen.

So bietet diese einfache Methode vor allem jenen Ärzten neue diagnostische Möglichkeiten, die nicht die Hilfe großer Laboratorien zur Verfügung haben, sondern häufig nur auf sich selbst angewiesen sind. Wir gehen nicht fehl, wenn wir annehmen, daß dies wohl die Mehrzahl derer ist, auf die es im Sinne fortschrittlicher Breitenentwicklung ankommt.

Schlußwort

So unvollständig auch die Aussage unserer wenigen Beispiele sein mag, so heftig auch die Voraussetzungen diskutiert werden könnten, die uns bewogen haben, den Venendruck für die Beurteilung des Blut-

Schlußwort

Tabelle 1. *Technik und Ergebnisse der Venendruckmessung am Menschen*

Jahr	Autor	Meßtechnik	Normwert cm H$_2$O
1902	Frey	indirekt (Druck durch Gewichte)	10—20 g
1904	v. Basch	indirekt (Hg-Glaszylinder)	5—10
1906	v. Recklinghausen	indirekt (Druckkapsel)	2—12
1910	Moritz u. v. Tabora	Flüssigkeitsmanometer	8—12
1912	Schott	Flüssigkeitsmanometer	4—13
1912	Frank u. Reh	indirekt (graphisch)	1— 6
1914	Claude, Porak u. Rouillard	Aneroidmanometer	8—24
1915	Clark	indirekt (Druckkapsel)	5—16
1918	Marris	Flüssigkeitsmanometer	7—11
1920	Arnoldi	Flüssigkeitsmanometer	8—11
1920	Moog u. Ehrmann	Flüssigkeitsmanometer	10
1920	Rosenow	Flüssigkeitsmanometer	5—10
1921	Fuchs	Flüssigkeitsmanometer	2—13
1921	Villaret, Saint-Girons, Jacquemin-Guillaume	Aneroidmanometer	13
1922	Kroetz	Flüssigkeitsmanometer	1— 7
1922	Leconte u. Yacoel	Aneroidmanometer	12—14
1923	Young	Flüssigkeitsmanometer	10—14
1924	Bedford u. Wright	Aneroidmanometer	5—15
1924	Runge	Flüssigkeitsmanometer	4— 6
1926	Kendrew	Flüssigkeitsmanometer	5—10
1928	Harris	Flüssigkeitsmanometer	5— 8
1929	Eyster	indirekt (Druckkapsel)	4— 6
1930	Gönczy, Kiss u. Enyedy	Flüssigkeitsmanometer	5—10
1930	Taylor, Thomas u. Schleiter	Flüssigkeitsmanometer	4—10
1931	Kastlin u. Maclachlan	indirekt (Druckkapsel)	11
1931	Pogany	Flüssigkeitsmanometer	5— 9
1931	Brandt	Flüssigkeitsmanometer	5—10
1932	Evans	Flüssigkeitsmanometer	7—15
1933	Brams, Katz u. Schutz	indirekt u. direkt	4—13
1934	Budelmann	Flüssigkeitsmanometer	4— 7
1934	Griffith, Chamberlain, u. Kitchell	Flüssigkeitsmanometer	12
1934	Herbst	Transmissions-Manometer	4— 8
1935	Overholt u. Pilcher	Flüssigkeitsmanometer	12
1936	Krinsky u. Gottlieb	Flüssigkeitsmanometer	12
1936	Tetelbaum, Umanski u. Krynski	Flüssigkeitsmanometer	5—15
1936	Wood	Flüssigkeitsmanometer	2—10

Schlußwort

Tabelle 1. (Fortsetzung)

Jahr	Autor	Meßtechnik	Normwert cm H$_2$O
1936	COHEN	Flüssigkeitsmanometer	6—12
1937	CANDEL u. RABINOWITZ	Flüssigkeitsmanometer	4— 8
1937	HURST u. BRAND	Flüssigkeitsmanometer	5— 9
1937	BERGER	Flüssigkeitsmanometer	8
1937	GIBSON u. EVANS	Flüssigkeitsmanometer	4—13
1938	LYONS, KENNEDY u. BURWELL	Flüssigkeitsmanometer	5—15
1949	ANDERSON u. LUNDY	Flüssigkeitsmanometer	6—11
1950	LANDIS u. HORTENSTINE	Elektr. Widerstands-Manometer (Statham)	5—10
1953	PIERCE, BOYAN u. MASTERSON	Elektr. Widerstands-Manometer (Statham)	5—12
1955	FRANCHEBOIS	Flüssigkeitsmanometer	4—10
1956	GAUER u. HENRY	Elektr. Widerstands-Manometer (Statham)	5—15
1958	ZÖLLNER u. KÖNIG	Flüssigkeitsmanometer	8—10
1962	WILSON, GROW, DEMONG, PREVEDEL u. OWENS	Elektr. Widerstands-Manometer (Statham)	4— 8
1962	SELLICK	Flüssigkeitsmanometer	6
1962	FEURSTEIN	Flüssigkeitsmanometer	10
1963	DUCAILAR, RIOUX u. GUIBERT	Elektr. Widerstands-Manometer (Statham)	0— 3
1963	CHOPIN u. CORNU	Elektron. Induktiv-Manometer (Allard-Laurens)	15
1964	BURTON u. HOLDERNESS	Flüssigkeitsmanometer	3— 8

Tabelle 2.
Pathophysiologische Beziehungen von Venendruck und arteriellem Blutdruck

Venen-Druck	Art. Druck	Ort der Störung	Ursache der Störung	Differential-Diagnose
↓	↓	Blutvolumen	Hypovolämie	—
↓	↑	Blutvolumen	Hypovolämie Zentralisation	—
↑	↑	Blutvolumen	Hypervolämie	—
↑	↑	terminale Strombahn	Vasopressoren	—
↑	↓	Herzmuskel	Herz-Insuff.	kapillar Füllungszeit verlängert
↑	↓	terminale Strombahn	Vasodilatation	kapillar Füllungszeit normal

volumens heranzuziehen, sosehr hat uns diese einfache Methode überzeugen können. Wir wissen sehr gut, wie schwierig es manchmal ist, bewährte Erfahrung und theoretisches Wissen in Einklang zu bringen und wollen unsere Aufmerksamkeit nicht jener Kritik verschließen, die uns dem Zweck dieser Arbeit noch näher bringen könnte. Vor allem sollte die Anregung vermittelt werden, auch das extraarterielle Strombahnsystem in die tägliche Prüfung der Kreislauffunktionen einzubeziehen.

Wenn wir trotz der Möglichkeit, Blutvolumenbestimmungen mit Hilfe radioaktiver Isotope vorzunehmen, auch noch nach anderen Wegen suchten, so lag es uns fern, die Vorteile der technischen Entwicklung bezweifeln zu wollen.

Wir dürfen aber doch daran erinnern, daß nicht nur die Nutzung der Technik das einzig verlockende Ziel ärztlichen Fortschritts sein darf, sondern daß es auch eine ernste Verpflichtung gibt, schmälere Pfade zu pflegen, die zu Erkenntnissen führen könnten. Daß sie nicht immer die schlechtesten waren, kann die Geschichte der Heilkunde lehren.

Literatur

ANDERSON, M. E., u. J. S. LUNDY: Anesthesiology 10, 145 (1949).
ARNOLDI, W.: Dtsch. med. Wschr. 46, 4 (1920).
ARTZ, C. P., u. J. M. HOWARD: J. Amer. med. Ass. 5, 488 (1954).
v. BASCH, S. R.: Wien. med. Presse 45, 962 (1902).
BAZETT, H. C.: Factors regulating bloodpressure. Third conference Josiah Macy jr. Foundation New York, 1949.
BEDFORD, D. E., u. S. WRIGHT: Lancet 2, 106 (1924).
BERGER, A. R.: Amer. Heart J. 13, 440 (1937).
BORKENSTEIN, E., H. CLODI u. R. STROBACH: Ztsch. f. Kreislaufforsch. 47, 297 (1958).
BOYAN, C. P., u. W. S. HOWLAND: Anesthesiology 22, 559 (1961).
BRAMS, W. A., L. N. KATZ u. W. J. SCHUTZ: Arch. Int. Med. 51, 33 (1933).
BRANDT, F.: Ztschr. klin. Med. 116, 398 (1931).
—, u. G. KATZ: Z. ges. exp. Med. 77, 247 (1931).
BRANNON, E. S., E. A. STEAD, J. V. WARREN u. A. J. MERILL: Amer. Heart J. 31, 407 (1946).
BUDELMANN, G.: Ztsch. klin. Med. 127, 15 (1934).
BURTON, G. W., u. M. C. HOLDERNESS: Anaesthesia 3, 408 (1964).
CANDEL, S., u. M. A. RABINOWITZ: Ann. Int. Med. 10, 1000 (1937).
CHOPIN, J., u. C. CORNU: Ann. Anesthèsiol. franc. IV/1 131 (1963).
CLARK, A. H.: Arch. Int. Med. 16, 587 (1915).
CLAUDE, H., R. PORAK u. J. ROUILLARD: Rev. med. (Paris) 34, 393 (1914).
COHEN, L.: J. Lab. Clin. Med. 22, 94 (1936).

COLE, P. V., u. R. C. NAINBY-LUXMORE: Anaesthesia 17, 505 (1962).
DOYLE, J., J. WILSON, H. ESTER u. J. WARREN: J. Clin. Invest. 30, 345 (1951).
DUCAILAR, J., J. RIOUX u. J. GUIBERT: Ann. Anesthesiol. franc. IV/1 134 (1963).
EYSTER, J. A. E.: The Clinical Aspects of Venous Pressure. New York: 1929.
FEURSTEIN, V.: Klin. Med. 3, 178 (1962).
— Bibl. haemat. vol. 16, 134 (1963).
— Wien. klin. Wschr. 12, 204 (1964).
—, u. H. SCHROLL: Wien. klin. Wschr. 16, 206 (1964).
FRANCHEBOIS, P.: Anesth. et Analg. 13, 910 (1955).
FRANK, L., u. M. REH: Z. exp. Path. Therap. 10, 241 (1912).
FREY, A.: Dtsch. Arch. klin. Med. 73, 511 (1902).
FUCHS, L.: Dtsch. Arch. klin. Med. 135, 68 (1921).
GAUER, O. H.: Erg. d. Bluttransfusionsforschg. III Bibl. haemat. fasc. 6, 61 (1957).
— Kreislauf d. Blutes. In Landois-Rosemann: Lehrbuch d. Physiologie des Menschen. München-Berlin: Urban u. Schwarzenberg 1960.
— Minnesota Med. 31, 16 (1954).
—, u. J. P. HENRY: Klin. Wschr. 34, 13/14, 356 (1956).
—, u. H. O. SIEKER: Circulation Res. 4, 74 (1956).
—, J. P. HENRY u. H. O. SIEKER: Circulation Res. 4, 79 (1956).
—, J. P. HENRY, H. O. SIEKER u. W. E. WENDT: J. Clin. Invest. 33, 281 (1954).
GIBSON, J. G., u. W. A. EVANS jr.: J. Clin. Invest. 16, 317 (1937).
GÖNCZY, V. J., J. KISS u. Z. ENYEDY: Z. ges. exp. Med. 70, 236 (1930).
GRIFFITH, G. C., C. T. CHAMBERLAIN u. J. R. KITCHELL: Am. J. M. Sc. 187, 371 (1934).
GUYTON, A. C., D. POLIZO u. G. G. ARMSTRONG: Amer. J. Physiol. 179, 261 (1954).
HARRIS, J.: Edinburgh med. J. 35, 630 (1928).
HENRY, J. P.: Wright Air Development Center Techn. Rep. 55—478 (1955).
—, O. H. GAUER u. H. O. SIEKER: Circulation Res. 4, 85 u. 91 (1956).
—, u. J. W. PEARCE: zit. n. Gauer, O. H., u. J. P. Henry. Klin. Wschr. 34, 13/14, (1956).
HERBST, R.: Z. ges. exp. Med. 92, 78 (1934).
HOWARD, J. M.: Transactions of the Third Josiah Macy jr. Foundation Conference On Shock and Circulatory Homeostasis H. D. Green, New York 1954. Experiences with Shock In the Korean Theater.
— Hämorrhagischer und posthämorrhagischer Schock. In: Schock, ein int. Symposium. Berlin-Göttingen-Heidelberg: Springer 1962.
HURST, A., u. M. A. BRAND: J. Thoracic. Surg. 6, 638 (1937).
JARISCH, A.: Persönl. Mittlg. (1946).
JOHNSON, S. R.: Acta chir. scand. suppl. 158 (1961).
KASTLIN, G. J., u. W. W. G. MACLACHLAN: Ann. Int. Med. 4, 959 (1931).
KAUFMANN, W. F., u. A. A. MÖLLER: Ztschr. Kreislaufforschg. 47, 719 (1958).
KENDREW, A.: Amer. Heart J. 31, 101 (1926).
KILLIAN, H.: Med. Klin. 14, 560 (1963).
—, u. H. WEESE: Die Narkose. Ein Lehr- und Handbuch. Stuttgart: G. Thieme 1954.
KIRCHNER, E.: Anaesthesist 9, 304 (1964).
KONZETT, H.: Der Einfluß von emotionellen Belastungen auf die Durchblutung der Extremitäten des Menschen. In Funktionsabläufe unter emotionellen Belastungen. Symposion Wien 24./25. V. 1964. Basel: S. Karger 1964.
KRINSKY, C. M., u. J. S. GOTTLIEB: Arch. Neurol. Psych. 35, 304 (1936).
KROETZ, C.: Dtsch. Arch. klin. Med. 139, 325 (1922).
LANDIS, E. M., u. J. C. HORTENSTINE: Physiol. Rev. 30, 1 (1950).
LECONTE, M., u. J. YACOEL: J. de méd. et chir. prat. Paris 93, 171 (1922).

Lyons, R. H., J. A. Kennedy u. C. S. Burwell: Amer. Heart J. 16, 675 (1938).
Marris, H. F.: Quart. J. Med. 11, 339 (1918).
Moog, O., u. W. Ehrmann: Berl. klin. Wschr. 57, 829 (1920).
Moritz, F., u. D. v. Tabora: Dtsch. Arch. klin. Med. 98, 475 (1910).
Overholt, R. H., u. L. S. Pilcher: J. Thoracic Surg. 4, 269 (1935).
Pierce, V. K., C. P. Boyan u. J. G. Masterson: Surg. Gynecol. Obstet. 96, 310 (1953).
Pogany, J.: Z. ges. exp. Med. 75, 126 (1931).
Recklinghausen, H. v.: Arch. exp. Path. Pharmakol. 55, 375 (1906).
Rominger, C. J., u. R. H. Flandreau: Med. Bull. Misericord. Hosp. 2, 32 (1962).
Rosenow, G.: Z. ges. exp. Med. 10, 333 (1920).
Rügheimer, E. u. H. Grimm: Anaesthesist 12, 396 (1964).
Runge, H.: Arch. Gynäk. 22, 142 (1924).
Sellick, B. A.: Proc. roy. Soc. Med. 3, 187 (1962).
Sieker, H. O., O. H. Gauer u. J. P. Henry: J. Clin. Invest. 33, 572 (1954).
Sjöstrand, T.: Acta physiol. scand. 26, 312 (1952).
Sykes, M. K.: Ann. roy. Coll. Surg. 33, 185 (1963).
Scharpey-Schafer, E. P., u. H. M. Ginsburg: zit. n. Konzett, H.: Funktionsabläufe unter emotionellen Belastungen. Basel: Karger 1964, pag. 81.
Schott, E.: Dtsch. Arch. klin. Med. 108, 537 (1912).
Stewart, B. D., H. Swan u. A. B. Kortz: Amer. Surg. 20, 93 (1954).
Tabora, D. v.: Verh. dtsch. Kongr. inn. Med. 27, 655 (1910).
Taylor, F. A., A. B. Thomas u. H. G. Schleiter: Proc. Soc. exper. Biol. Med. 27, 867 (1930).
Tetelbaum, A. G., S. J. Umanski u. M. J. Krynski: Wien Arch. inn. Med. 28, 121 (1936).
Villaret, M., F. Saint-Girons u. G. Jacquemin. Guillaume: Compt. rend. Soc. Biol. 84, 80 (1921).
Wardener, H. E. de: zit. n. P. J. Horsey: Discussion on Fluid and Electrolyt Problems. Proc. roy. Soc. Med. 54, 269 (1961).
Warren, J. V., E. S. Brannon, E. A. Stead jr. u. A. J. Merill: J. Clin. Invest. 24, 337 (1945).
— —, H. S. Weens u. E. A. Stead jr.: Amer. J. Med. 4, 193 (1948).
Wenckebach, K. F.: zit. n. Gauer, O. H., u. J. P. Henry. Klin. Wschr. 34, 13/14, 356 (1956).
Wezler, K., u. A. Böger: Erg. Physiol. 41, 292 (1939).
Wiggers, J. C.: Physiology of Shock. Cambridge: Havard University Press 1950.
Williams, J. A., u. J. Fine: New Engl. J. Med. 264, 842 (1961).
Wilson, J. N., J. B. Grow, Ch. V. Demong, A. E. Prevedel u. J. C. Owens: Arch. Surg. 85, 563 (1962).
Wood, P.: Lancet 2, 15 (1936).
Wollheim, E.: Erg. d. Bluttransfusionsforschg. III/73. (1957). Basel: S. Karger.
Young, F. A.: Canad. med. Ass. J. 13, 423 (1923).
Zöllner, M., u. E. König: Z. Kreislaufforschg. 47, 31 (1958).

Anaesthesiology and Resuscitation
Anaesthesiologie und Wiederbelebung
Anesthésiologie et Réanimation

Band

1 Resuscitation Controversial Aspects
Chairman and Editor: Peter Safar.
VI, 64 pages, 1963. DM 10,—

2 Hypnosis in Anaesthesiology
Chairman and Editor: Jean Lassner.
VIII, 51 pages, 1964. DM 8,50

3 Schock und Plasmaexpander
Herausgegeben von K. Horatz und R. Frey.
60 Abb., VIII, 154 Seiten, 1964. DM 18,—

4 Die intravenöse Kurznarkose mit dem neuen Phenoxyessigsäurederivat Propanidid (Epontol®)
(3-Methoxy-4-(N,N-diäthylcarbamoylmethoxy)-phenylessigsäure-n-propylester)
Herausgegeben von K. Horatz, R. Frey und M. Zindler.
163 Abb., XII, 318 Seiten, 1965. DM 21,—

5 Infusionsprobleme in der Chirurgie
Unter dem Vorsitz von M. Allgöwer.
Leiter und Herausgeber: U. F. Gruber.
14 Abb., VIII, 108 Seiten, 1965. DM 7,20

Technische Sicherheitsprobleme im Operationstrakt
Entstehung von Bränden, Explosionen
und anderen technischen, insbesondere elektrischen Unglücksfällen.
Maßnahmen zu ihrer Verhütung.
Herausgegeben von Hans Joachim Harder.
26 Abb., VIII, 124 Seiten, 1965. DM 9,60

Hypothermia in Neurosurgery
Edited by P. E. Maspes and B. Hughes.
67 fig., IV, 190 pages, 1964. DM 74,—

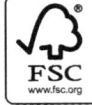

MIX
Papier aus verantwortungsvollen Quellen
Paper from responsible sources
FSC® C105338

If you have any concerns about our products,
you can contact us on
ProductSafety@springernature.com

In case Publisher is established outside the EU,
the EU authorized representative is:
**Springer Nature Customer Service Center GmbH
Europaplatz 3, 69115 Heidelberg, Germany**

Printed by Libri Plureos GmbH
in Hamburg, Germany